○ 寒
○ 热
○ 燥
○ 湿
○ 虚
○ 郁
○ 瘀
○ 动
○ 静
○ 活

老中医讲临床经验

常见方药
使用解说

编著　石凤阁

整理　石今元　江洋
　　　吴咚咚　吴革林
　　　宫建伟

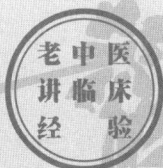

老中医讲临床经验

人民卫生出版社
·北京·

U0722975

图书在版编目（CIP）数据

老中医讲临床经验 ：常见方药使用解说 / 石凤阁编著 . -- 北京：人民卫生出版社，2025. 2. -- ISBN 978-7-117-37685-3

Ⅰ . R289

中国国家版本馆CIP数据核字第20253N5A21号

人卫智网	**www.ipmph.com**	医学教育、学术、考试、健康，购书智慧智能综合服务平台
人卫官网	**www.pmph.com**	人卫官方资讯发布平台

老中医讲临床经验
常见方药使用解说
Laozhongyi Jiang Linchuang Jingyan
Changjian Fangyao Shiyong Jieshuo

编　　著： 石凤阁

出版发行： 人民卫生出版社（中继线 010-59780011）

地　　址： 北京市朝阳区潘家园南里 19 号

邮　　编： 100021

E - mail： pmph @ pmph.com

购书热线： 010-59787592　010-59787584　010-65264830

印　　刷： 中煤（北京）印务有限公司

经　　销： 新华书店

开　　本： 710×1000　1/16　　**印张：** 23

字　　数： 330 千字

版　　次： 2025 年 2 月第 1 版

印　　次： 2025 年 4 月第 1 次印刷

标准书号： ISBN 978-7-117-37685-3

定　　价： 62.00 元

打击盗版举报电话：010-59787491　E-mail：WQ @ pmph.com

质量问题联系电话：010-59787234　E-mail：zhiliang @ pmph.com

数字融合服务电话：4001118166　　E-mail：zengzhi @ pmph.com

前言

　　"能给大家伙儿治好病，我比什么都高兴"。笔者幼年酷爱中医，白天出诊，夜间读书写作，立志以中医学为老百姓解除病痛，而今年八十有余，从医50余年，仍在双鸭山坚持诊疗，只为需要我的乡亲父老。

　　本书的编写与以往出版的著作不同，是笔者对临床常见方药研习和使用经验的总结。本书基于传统八纲辨证，结合笔者临证心悟，以症群分解辨证为切入点，从简化十证［即寒证、热证、燥证、湿证、虚证、郁证、瘀证、活证（一般指出血症状等）、动证、静证］与对应方药来解说笔者对临床常用药、常用方的认识及临诊使用经验。笔者力争言语朴实，编排简明，内容实用，以供各位读者阅读参考。限于学识，不妥之处，还望各位同仁批评指正。

　　本书得以顺利出版，得到了人民卫生出版社各位工作人员的大力支持和帮助，在此特别致谢。

石凤阁

2024 年 4 月

$\circ$目

录$\circ$

第一章 症群分解辨证............001

　　第一节　辨证与辨症............001

　　第二节　传统中医辨证与症群分解辨证............002

　　第三节　中药功效组合与症群分解辨证............012

第二章 常用药物使用解说............016

　　第一节　温热药............016

　　第二节　清热药............030

　　第三节　补气药............068

　　第四节　行气药............076

　　第五节　活血化瘀药............083

　　第六节　止血药............098

　　第七节　补血药............109

　　第八节　止咳祛痰平喘药............113

　　第九节　祛风湿药............123

　　第十节　利尿、化湿、逐水药............134

第十一节　消食药 ……………………………………………… 151

第十二节　泻下药 ……………………………………………… 154

第十三节　安神、息风药 ……………………………………… 157

第十四节　平抑肝阳药 ………………………………………… 168

第十五节　补阳药 ……………………………………………… 171

第十六节　滋阴药 ……………………………………………… 177

第十七节　开窍醒神药 ………………………………………… 182

第十八节　降逆药 ……………………………………………… 186

第十九节　止痛药 ……………………………………………… 187

第二十节　收涩药 ……………………………………………… 191

第二十一节　通乳药 …………………………………………… 198

第二十二节　接骨药 …………………………………………… 199

第二十三节　杀虫药 …………………………………………… 201

第二十四节　外用药 …………………………………………… 203

第三章　常用方使用解说 ………………………………………… 207

第一节　寒证方 ………………………………………………… 207

第二节　热证方 ………………………………………………… 222

第三节　燥证方 ………………………………………………… 243

第四节　湿证方 ………………………………………………… 247

第五节　虚证方 ………………………………………………… 272

第六节　郁证方 ………………………………………………… 289

第七节　瘀证方 ………………………………………………… 296

第八节　活证方 ………………………………………………… 311

第九节　动证方 ………………………………………………… 316

第十节　静证方 ………………………………………………… 327

第一章　症群分解辨证

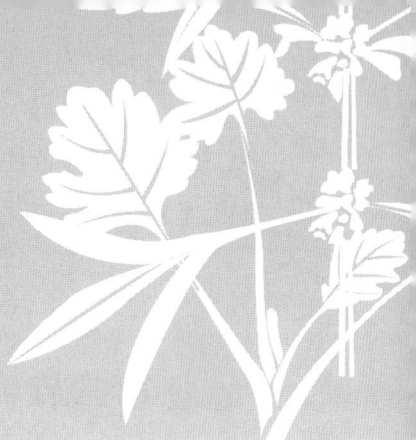

第一节　辨证与辨症

一、证与症

1. 证　证是中医学的一个特有概念，是对疾病过程中所处一定阶段的病位、病因、病性以及病势等所作的病理概括。证候应是每个证所表现的具有内在联系的症状、体征，即证候为证的外候。辨证就是在中医学理论的指导下，对患者的各种临床资料进行分析、综合，从而对疾病当前的病位与病因病性等本质作出判断，并概括为完整证名的诊断思维过程。

2. 症　症是症状的简称，古代尚有称作病状、病形、病候者。医者通过望、闻、问、切四诊收集到的病情资料，包括症状和体征，亦统称症状。症状是指患者主观上感到的痛苦和不适，如眩晕、头痛、周身不适、恶心、耳鸣、心烦等；体征是通过四诊所查到的患者身体异常的改变，如面色苍白、汗出、舌质白或红，舌苔白或黄，四肢发冷，脉微欲绝等。

二、辨证、辨症

在临床上既要辨患者的证、症，也要辨与证、症相对应的药所治疗的证、症。一是，辨患者有什么症，属于什么证；二是，辨药的四气五味与证症之治，使之与患者的证、症相对应。

以咳嗽为例，如患者是热证咳嗽，则选浙贝（苦寒）；如是虚证兼热证咳嗽,则选川贝母(苦甘寒),因其具有滋补作用;如是寒性咳嗽,则选杏仁(苦微温)、半夏(辛温)、炙甘草(甘温);而平性的甘草、百部、枇杷叶则可按需加入。

第二节　传统中医辨证与症群分解辨证

一、传统中医辨证

八纲辨证有表、里、虚、实、寒、热、阴、阳;六经辨证有太阳、阳明、少阳、太阴、少阴、厥阴;温病辨证有卫、气、营、血;三焦辨证有上焦、中焦、下焦;脏腑辨证有心、肝、脾、肺、肾、胃、胆、大肠、小肠、膀胱;病因辨证有风、火、燥、湿、寒;病性辨证有气、血、津、液。以上仅是提纲,如再加上纲中的子证,仅其排列将达百余证以上。

其排列在百种以上,那其中二、三、四及以上组合辨证,将达数千种证。中医所要辨之证真是何其多也,且没有规律可循。学中医,难在了辨证。

二、症群分解辨证

笔者依据多年临床经验,简化辨证分型,临证时常分为十大证。

(一)寒证

寒证包括外寒与内寒。

外寒是指机体外感六淫之寒邪。外寒伤人,首先伤及浅表肌腠,此见于初寒证。外寒伤人,亦可直中于里,伤及脏腑,此称中寒。内寒是指机体阳虚阴盛,寒从中生。内寒是机体阳气不足,功能衰退的病理反应,必兼有虚象。故与外感寒邪或恣食生冷所引起的寒证不同。其区别在于内寒的临床特点是虚而有寒,以虚为主;外寒的临床特点是以寒为主,多与风、湿等邪相兼,或许亦可因寒邪伤阳而兼虚象,但仍以寒为主。临床内寒常见内寒轻证及内寒重证。

在临床上,当皆以症状为主从而判断属何寒证。

1. **初寒证** 初寒证即外寒之邪袭于体表(即皮毛),由体表而入所引起之证。

(1)主症:发热恶寒,发热轻而恶寒重,甚至可无热而恶寒,无汗,舌质淡红,舌苔薄白,脉浮或浮紧。其兼症可有头痛、咳喘、四肢酸痛、流清涕等。

(2)治法用药:用辛温解表法。主要药物有麻黄、桂枝、防风、羌活、荆芥、生姜等。

其他名称:亦可称为表寒证、辛温药证。

2. **内寒轻证** 内寒轻证是指机体阳虚阴盛,寒从中生。内寒轻证是在虚的基础上而发生。

(1)症状

主症:面色㿠白,形寒,肢冷,畏寒,手足不温,喜暖,舌淡苔白,脉迟或缓。其他症状:舌白,咳白色痰,恶寒,得暖症缓,遇寒加重,喜热饮。

(2)症状轻、中、重之提示

畏寒:手足不温,自觉怕冷;四肢怕冷,需加衣被;全身发冷,增加衣被,仍不能完全缓解。

形寒:体温经常达不到正常水平,不论冬夏手足皆发凉;经常怕冷,或冬夏手足冰冷不温,需多加衣服;自觉冷。

肢冷:关节恶风寒,触之不凉;关节畏风寒,触之凉;喜暖;关节畏寒明显,常加衣被保护。

(3)用药:主用甘温性药,如人参、黄芪、熟地黄、白术、炙甘草等。

3. **内寒重证** 内寒重证指寒性凝滞,阴寒之邪侵入人体,损伤阳气,寒邪留滞不去,外现寒证。

(1)症状:面色青灰或青白,出口气冷,舌爪青黯,四肢厥冷,出冷汗,脉迟无力,或微细似有似无等。

(2)用药:以辛热性药为主,如附子、干姜、肉桂、吴茱萸等。

(二)**热证**

热与火同类,均属于阳,故有火为热之极,热为火之渐之说。因此,火与热在病理与临床表现上基本是一致的，唯在程度上有差别。

外火多由感受温热之邪，或风、寒、暑、湿、燥五气化火，临床上有比较明显的外感病演变过程。外火初起主见于初热证，亦见于郁热证。

火热内生，又称"内火"或"内热"。"内火"是由于阳盛有余或阴虚阳亢，或由于气血的郁滞，或由于病邪的郁结，而产生火热内扰，功能亢奋的病理变化，内热主见于阳热证，阴虚内热证及热证。

火热证的共同特点是热（火热、恶热、喜冷），赤（面赤、目赤、舌赤），稠（分泌物和排泄物，如痰、涕，自带黏稠），燥（口渴、咽干、便燥），动（神情烦躁、脉数）。

1. 初热证　初热证是由口鼻吸入以感染温邪为主而引起的外感急性热病的初期之证。

（1）症状：发热微恶风寒，口微渴，舌尖红或舌边尖红，舌少津，苔薄白或微黄，脉浮数。可兼有头痛、咳嗽等症。

（2）用药：以凉性药为主，主要有薄荷、升麻、菊花、桑叶、柴胡等；常与甘寒的金银花、鸭跖草等合用。

禁用辛温发汗、辛寒清气（如白虎汤之类）、苦寒清热泻火及甘寒滋腻之品（如生地黄、麦冬、玄参之类）。

2. 阳热证

（1）症状：主要表现为火象外现，可见发热汗出、烦躁、口苦而渴、面红目赤，关节发热，肛门灼热，尿道灼热，小便短赤，大便秘结，舌红苔黄、脉数有力。

（2）症状轻、中、重提示

发热：37.5～38℃为轻度；38～39℃为中度；重度在39℃以上。

口渴：口渴不需饮水；口渴需饮水，且饮凉水；口渴频饮凉水，且量较大。

关节发热：仅关节触之热，无明显自热感；关节触之热，伴自觉热；关节触之热，伴自觉灼热。

肛门灼热：灼热感觉轻，时作时止；灼热感觉可忍，持续不止；灼热难忍，坐卧不安。

小便短赤：小便稍黄；小便黄而少；小便黄赤不利。

尿道灼热：自觉轻微；感觉明显，但可忍受；感觉明显，难以忍受。

（3）用药：火热清之，可取苦寒直降之法。以清泄火热，如黄连解毒汤；亦可用辛寒清气，如用白虎汤；对于热结肠道之便秘，可选用承气汤。

3. 火郁证　火郁乃是火热被遏伏于体内不得透发之证。

（1）症状

热证：面赤，且赤不散，若满面通红，则为热重郁轻。

动证：心烦躁扰，神志不清，甚至神昏谵语。

内热外寒证：口渴喜冷饮，口哕喷人，气促喘息，胸膈灼热，溲赤便结；外则呈一派寒象，如恶寒肢冷，甚至通体背厥冷，或脘腹冷，背冷。

其他兼症：无汗、小便赤少，大便不通，脉沉数有力。

（2）与阳热证之区别：阳热证郁闭已开，火象外现，可见满面通红，壮热汗出，烦躁口苦而渴，目赤唇焦，口舌生疮，局部红肿溃破，咽痛吐血，便血，尿血或尿黄，舌红苔黄，脉洪数有力量。火郁证就如一壶开水，如果把壶嘴与壶盖阻住，其热只能靠壶身外敷，散热自然不快；如果把壶嘴与壶盖开启，则散热明显加快。

火郁发之，是火郁证的治则。发之即是疏通气机，使郁火得以透达于体外。治疗火郁证常用的方剂有：栀子豉汤（栀子苦寒，淡豆豉辛甘苦寒），升降散（蝉蜕甘寒，僵虫咸辛寒，姜黄辛苦温，大黄苦寒），四逆散（柴胡苦辛微寒，白芍苦酸微寒，甘草甘平，枳实苦辛酸微寒）等。

阳热证的治疗是火热清之，取以苦寒药为主的互降之法，以清泄火热，直折火势。其主要治疗方剂有百虎汤（石膏辛甘大寒，知母苦甘寒，甘草甘平，粳米甘凉），黄连解毒汤（黄柏、黄连、黄芩、栀子皆苦寒）。

（三）燥证

津伤化燥为内燥证。内燥是指机体因病而津液不足，人体各组织器官和孔窍失其濡润，而出现以干燥枯涩失润为特征的病理变化；外燥是以感受燥邪所致，可发生于秋季的外感病，故称秋燥，其中又有温燥和凉燥之别，今统称为燥证。

（1）症状轻、中、重提示

口干：稍有口干，不需饮水；口干少津，时欲饮水；口干难忍，频频饮水。

便秘：便秘、大便干，每日一行；大便秘结，两日一行；大便艰难，数日一行。

溲赤：小便稍黄；小便黄而少；小便黄赤。

舌红少苔：舌质淡红，少薄黄苔；舌质红，干而少津，少苔；舌质红绛瘦无津，干裂无苔。

皮肤干燥：偶尔发生；时轻时重；症状重，时间长。

（2）论治

甘平性药：有甘草、枸杞子、阿胶、黄精、山药等。

甘微寒药：有沙参、百合、麦冬、石斛等。

甘寒性药：有生地黄、天冬等。

酸味药：有乌梅、白芍、山茱萸等。

咸味药：有牡蛎、龟甲、鳖甲等。

（四）湿证

水湿与痰饮同类而异名，都是水液代谢失常所形成的病理产物，形成之后，又皆可作为致病因素作用于机体，导致各种新的病症。水为阴邪，具有阴邪的一般特点。其关系是：湿聚为水，积水成饮，饮凝成痰。痰饮与水湿的区别是：稠浊者为痰，清稀者为饮，更清者为水；湿则是一种弥漫状态。为了简化辨证，笔者将痰饮水湿皆称为湿证。

湿证致病特点是阻碍经络气血，阻滞气机，影响水液代谢，易蒙蔽神明。

（1）症状：湿证的症状复杂，变化多端。饮多见于胸腹四肢，与消化系统关系密切；痰之为病，则全身各处均可出现。一般说来：痰病多表现为胸部憋闷、咳嗽、痰多、恶心、呕吐、腹泻、心悸、眩晕、癫狂、皮肤麻木、关节疼痛或肿胀，皮下肿块或溃破等。痰饮之为病，可归纳为咳、喘、悸、眩、呕、满、肿、痛八大症。

（2）症状轻、中、重提示

大便自遗：偶尔泻，症状轻；间断出现，清稀交替；持续出现，下利清谷，症状重。

关节肿胀：关节轻度肿，皮肤纹理变浅，关节骨标志明显；关节中度肿，皮肤纹理基本消失，骨标志不明显；关节重度肿胀，皮肤紧张，骨标志消失。

头重如裹：微觉头沉；头重如蒙布；头重如戴帽而紧。

身重困倦：肢体稍感困重；四肢困重；肢体沉重难动。

呕吐痰涎：恶心，偶见痰涎清稀；干呕，时呕痰涎如唾；呕吐，痰涎量多。

肢体沉重：肢麻轻微，上楼时觉下肢沉重；肢麻时重时轻，步履平地时下肢困重；肢麻显著，举步抬腿时下肢困重明显。

身目发黄：色淡黄；色黄；色深黄。

口苦：单纯性口苦；口苦食不知味；口苦而涩。

脘腹作胀：脘腹轻度作胀；脘腹时胀时止；脘腹作胀显著。

面肢浮肿：晨起时轻微浮肿；指掐性浮肿；指掐性浮肿且深凹。

腹泻：每日少于3次；每3～6次；每日7次以上。

里急后重：偶感；腹泻时伴有；持续坠腹，难忍。

大便稀：大便不成形，每次2～3次；稀便，每日4～5次；水样便，每日5次以上。

流涕：偶流清涕；早晚流清涕，量不多；流清浊涕，持续量多。

会阴部坠胀：偶尔出现坠胀；间歇出现坠胀，时重时轻；持续出现，难以忍受。

（3）湿证用药：以甘淡平性利尿药为主，如茯苓、猪苓等。

（五）虚证

1.气虚证　气虚是指元气不足，功能失调，脏腑功能衰退，抗病能力下降而出现的病理变化。多见于老年患者、慢性疾病患者、疾病恢复期患者、营养缺乏者及体质衰弱者等。气虚是虚而无明显的寒象。

（1）症状轻、中、重提示

心悸：正常活动时稍感心悸，不影响日常生活工作；正常活动时明显心悸，休息后可缓解；可勉强坚持日常活动。

气短：一般活动后气短；稍活动后气短；平常活动亦感气短喘促。

疲惫乏力：精神不振，气力较差，仍可坚持日常工作及活动；精神疲乏，全身乏力，勉强进行日常活动；精神气力严重不足，难以坚持日常活动。

自汗：活动后微汗出，略有湿衣；不活动皮肤微潮，稍活动更甚；平素即汗出，动则汗如水渍状。

盗汗：头部汗出为主，偶尔出现；胸背潮湿，反复出现；周身潮湿如水渍，且经常出现。

气喘：喘息偶发，程度轻，不影响休息或活动；喘息频繁，但不影响睡眠；喘息明显，不能平卧，影响睡眠或活动。

脉细数：脉细数无力；沉细或兼数；沉细或数而无力。

眩晕：头晕眼花，时作时止；视物旋转，不能行走；眩晕欲仆，不能站立。

耳鸣、幻听：耳鸣轻微；耳鸣重听，时作时止；耳鸣不止，听力减退。

健忘：偶尔忘事，尚可记忆；时常忘事，不能想起；转瞬即遗忘，不能回忆。

食少：饮食稍有减少；饮食减少；饮食明显减少。

口淡：口中轻微无味；口淡轻重；口淡不欲饮食。

小便失禁：持续每日1次；持续每日3次；持续每日5次以上。

两眼昏花：偶见；经常发生；整日发生或反复发生，不易缓解。

纳呆：食欲减退，食量未少；不欲食，尚能进食，但食量已减；无食欲，食量减少三分之一以上。

易感冒：偶有；经常感冒，但能自愈；极易感冒，且迁延不愈。

精神萎靡：精神欠佳；精神不振，两目无神；精神萎靡，状若久病，终日少气懒言。

腰膝酸软：腰膝酸软,时而作痛,不耐久劳,而易恢复;隐隐酸痛,需时常变换体位,稍劳即痛,且恢复缓慢;腰痛如折,持续不止,不劳亦现,需服缓解疼痛药。

遗精：偶尔有遗精;1周数次;每日遗精。

肢体倦怠：倦怠较轻,不耐劳动,可坚持轻体力劳动;倦怠较甚,勉强坚持日常活动;四肢无力,不能坚持日常活动。

神疲懒言：精神不振,不喜多言,不问不答;精神疲倦,思睡,懒于言语,多问少答;精神极度疲倦,偶语。

（2）用药：以甘味药为主,咸、酸药亦用之。

2. 阴虚证　阴虚证主要有面色泛红有灼热感,两目发赤,五心烦热,面色妆红,两颊潮红,小便赤,舌红绛或舌绛等;尚有两目干涩,大便干结,皮肤燥干,口干舌燥,舌干无津燥证之象。

阴虚证兼午后发热或夜间发热,夜热早凉,潮热皆为阴虚内热证。

（1）症状轻、中、重之提示

五心烦热：夜里手足微热;手足心灼热;灼热得以手伸入冷水中方感舒服。

面赤：面微红赤;面红赤明显;面赤如妆。

午后或夜间低热：偶尔出现;经常出现;低热明显,且经常出现。

（2）用药：主要有水牛角、生地黄、玄参、白薇、银柴胡、胡连等。

（六）郁证

郁证是由于情志(喜、怒、忧、思、悲、恐、惊)变化而致病,直接伤及脏腑,使气机逆乱,气血失调,发生种种病变。

（1）症状：急躁易怒,脘痞嗳气,善太息,呃逆,精神抑郁,心情郁闷,悲伤欲哭,腹部胀闷,心胸憋闷。咽部不适,如有物堵塞而咯不出咽不下之感,不妨碍饮食,胸胁胀满窜痛,乳房胀闷窜痛,喜怒无常,痴呆寡言,语无伦次等。

（2）症状轻、中、重提示

胸胁胀闷：胸胁隐隐胀闷;胸胁胀痛时作时止;胸胁憋胀,疼痛明显。

走窜疼痛：隐隐走窜疼痛;走窜疼痛,时作时止;走窜疼痛明显。

善太息：偶尔太息；精神刺激太息发作；太息频作。

胸闷：轻微胸闷；胸闷明显，时时太息；胸闷如窒。

嗳气：嗳气每日少于 4 次；嗳气每日 4～10 次；嗳气每日 10 次以上。

胸闷腹胀：食后脘闷半小时内自行缓解；食后脘闷腹胀 2 小时内自行缓解；整日脘闷腹胀。

乳房胀痛：偶尔发生；时有胀痛；持续胀痛。

（3）用药：以辛味为主（辛散）；亦可加甘味，取其甘缓。辛味药如青皮、陈皮、三棱、莪术、苏叶、苏梗等；甘味主要有甘草、甘松等。

（七）瘀证

（1）症状：面色晦黯或紫黯青紫，或有瘀血丝，口唇色紫或青，指甲紫黯或青紫，舌色紫青，舌上有瘀点或瘀斑，舌下静脉怒张或舌下静脉络青紫。

（2）症状轻、中、重提示

心前区刺痛：心前区隐隐作痛；刺痛时作时止；心前区刺痛显著。

唇甲紫黯：黯而有光泽；黯而稍有光泽；黯而无光泽。

面色晦黯：黯而不垢，有光泽；黯而稍有光泽；黯而无光泽。

肌肤甲错：偶见于身体局部；身体多处可见；全身出现。

月经异常：轻度痛经，经血色黑，偶见血块；偶见痛经，经血色黑，血块较多，或经期紊乱；闭经。

蛛痣肝掌：偶见蜘蛛痣；有 2～4 个蜘蛛痣，可见肝掌；身上有多个蜘蛛痣，并见肝掌。

舌质黯：略黯；较黯；紫黯。

（3）用药：以辛咸味药为主。

辛味药：主要的有川芎、红花、桂枝、三棱、莪术等。

咸味药：土鳖虫、水蛭、地龙等。

苦味药：桃仁、没药、赤芍、丹参等。

甘辛味药：当归。

（八）活证

笔者临床常将出血症状归为活证。

（1）症状轻、中、重提示

鼻血：偶见，能自止；经常发生；血流不止。

经量多：偶见；经期延长，出血量多；经量异常增多，易昏厥。

尿血：尿色略有棕色；有明显棕红色；棕红色严重。

（2）用药

以酸涩味药为主。

酸味药：主要有乌梅、白芍、地榆、马齿苋、旱莲草等。

涩味药：藕节、仙鹤草、龙骨、白及等。

（九）动证

动证即是体内阳气逆动而形成的。

（1）症状：轻者有烦躁，夜寐不安，不寐，焦虑不安，眩晕，肢麻，震颤，手足蠕动，精神兴奋；重者则狂躁，眩晕欲仆，神昏，四肢抽搐等。

（2）症状轻、中、重提示

烦躁或称心烦不安：心烦不宁或夜寐不安；焦虑不安，不能克制；烦躁谵语不安。

急躁易怒：心烦偶躁；心烦急躁，遇事易怒；烦躁易怒，不能自止。

失眠：睡眠稍有减少；时见失眠；不能入睡；或睡眠易醒，或睡而不安，不影响正常工作；晨醒过早，每日睡眠少于6小时，难以坚持正常工作；每日睡眠少于6小时，不能正常工作。

（3）用药：以镇静安神药为主，用甘、酸、咸味药，较少用辛味药。如甘草、甘松、白芍、酸枣仁、地龙、龙骨等。

（十）静证

静证是机体受到抑制而失于正常状态的病理变化。轻者为功能受到抑制，重者出现失神，四肢厥冷，体温下降，神志昏迷，脉微欲绝或无等严重症状。静证多与虚证、湿证、血瘀证、内寒重证相兼。

（1）症状轻、中、重之提示

表情呆板：思维迟钝，有感而发，症状轻，自行缓解；有无感触均可出现，或间断出现，时轻时重；无感触而发，持续时间长，症状重。

神情淡漠,忧虑少欢,沉默寡言,其轻、中、重与表情呆板同。

昏睡:每日睡眠多在 10 小时以上,呼之能醒,醒而复睡。

倦息思卧:不耐乏劳,而较易恢复;稍劳即见此症,但恢复较快;不劳即见。

精神不振:精神不振;精神萎靡;萎靡持续;反应迟钝。

精神萎靡:精神欠佳;精神不振,两目无神;精神萎靡,状若久病,终日少气懒言。

（2）用药:以温性兴奋药为主,有麻黄、白芷、麝香、人参等。

三、辨证论治

1. **排列辨证**　排列辨证是指辨出患者的证、症排列。方法:通过中医四诊,辨出患者的证排列(如分解为热、湿证,或分解为寒、湿、虚证,或分解为阴寒、湿、血瘀等)与症状的排列(如咳嗽、头痛、呕吐等)。

2. **组合论治**

（1）证的组合论治:以阴寒、湿、血瘀为例。

内寒重证:选用辛热的附子、子姜、肉桂等。

湿证:如属阳寒湿证,选温性的利尿祛湿药,如桂枝、白术、杜仲等。

血瘀证:如属阳寒血瘀证,选温热的活血化瘀药,如红花、川芎、肉桂等。

（2）症的组合论治:此是针对症状的治疗,如咳嗽、头痛、呕吐、心悸等。但在选药时,要受辨出证的性质所制约。以咳嗽为例,如辨证属寒,则选止咳药时,尽量选温性药;反之,则选寒凉性药。

第三节　中药功效组合与症群分解辨证

药物组合功效是对一组药物功效相同或相近药物性能的概括,如辛温解表药、辛凉解表药、清热泻火药、清热解毒药、温里药等。

一、散寒药

温热药对应寒证。

1. **辛温药** 辛温药对应表寒证，主要有麻黄、桂枝、生姜、荆芥、防风、羌活、香薷等。

2. **甘温药** 甘温药对应内寒轻证，主要有人参、黄芪、熟地黄、白术，亦可加入甘咸、甘酸味温性药，如鹿茸、山茱萸等。

3. **辛热药** 辛热药对应内寒重证，主要有附子、干姜、肉桂、吴茱萸等。

二、清热药

寒性药物组合功效对应热证。

1. **辛凉性药** 辛凉性药物对应初热证，主要药物有薄荷、牛蒡子、蝉蜕、菊花、柴胡、升麻、葛根等。

2. **清热泻火药** 清热泻火药对应阳热证，有石膏、知母、芦根、栀子等。

3. **清热解毒药** 清热解毒药对应阳热证，有金银花、连翘、大青叶、板蓝根、白头翁等。

4. **清热燥湿药** 清热燥湿药对应湿、热证，有黄芩、黄连、黄柏、苦参、龙胆草等。

5. **清热凉血药** 清热凉血药对应阴虚内热证，有犀角、生地黄、玄参、牡丹皮、赤芍、紫草等。

三、润燥药

润燥药功效对应燥证。此类药物，见补虚药功效，即甘味药功效。

四、祛湿药

（一）利尿祛湿药

1. **平性利尿药** 凡湿证皆可用之，主要有猪苓、茯苓、玉米须、半枝莲等。

2. 温性利尿药　对应寒性湿证，主要有香薷、桂枝、白术、杜仲等。

3. 寒性利尿药　对应湿热证，主要有泽泻、薏苡仁、木通、滑石等。

（二）祛痰湿药

1. 平性祛痰湿药　如桔梗。

2. 温性祛痰湿药　杏仁、半夏、陈皮、白芥子、天南星等。

3. 寒性祛痰湿药　浙贝母、川贝母、瓜蒌、竹茹、白前等。

（三）苦寒燥湿药

苦寒燥湿药用于湿热证，主要有黄连、黄柏、黄芩、苦参、龙胆草等。

（四）芳香化湿药

1. 平性芳香化湿药　如佩兰。

2. 温性芳香化湿药　苍术、厚朴、藿香、砂仁、白豆蔻等。

（五）行气或泻下药

这里包括了部分祛痰湿药与芳香化湿药。

1. 平性　如莱菔子。

2. 温性　槟榔片、砂仁、厚朴等。

3. 寒性　大黄、芒硝、枳实、枳壳等。

（六）渗湿药

此类药颇多，以下仅举一些常用之药。

1. 平性　莱菔子、桔梗、佩兰、天麻、蜂房、枇杷叶等。

2. 温性、热性　羌活、白芷、防风、荆芥、紫苏、生姜、桂枝、陈皮、麻黄、附子、干姜、肉桂、细辛等。

3. 寒性　秦艽、芒硝、白芍、射干、穿心莲、黄芩、黄连、黄柏、白花蛇舌草、金银花、连翘、山栀子、苦参等。

五、补益药

甘味药组合功效对应虚证。

1. 甘平药　甘平药组合功效对应虚证，有山药、党参、阿胶、枸杞子、黄精等。酸味的乌梅、酸枣仁及咸味的蛤蚧、鳖甲也属此组药中。

2. **甘温药** 甘温药组合对应阳虚证。

3. **甘微寒及甘寒性药** 甘微寒及甘寒药组合对应阴虚证,主要有西洋参、百合、沙参、麦冬、天冬、玉竹等。

六、行气药

行气药对应气郁证,主要由行气药及安神药组成,如柴胡、香附、枳壳、白芍、甘草等。

七、活血药

活血药对应血瘀证,有川芎、红花、赤芍、桃仁、乳香、没药、牛膝、水蛭、土鳖虫、丹参、莪术、三棱、姜黄、地龙等。

八、止血药

止血药对应出血证,有大蓟、小蓟、地榆、白茅根、槐花、侧柏叶、白及、仙鹤草、茜草、灶心土、艾叶、棕榈炭、三七等。

九、安神、息风药

安神、息风药功效对应动证。

1. **安神药** 朱砂、磁石、龙骨、琥珀、酸枣仁、远志等。

2. **息风药** 羚羊角、石决明、牡蛎、钩藤、天麻、全蝎、蜈蚣、地龙、僵蚕等。

十、开窍药

开窍药组合功效:对应静证。

1. **温性开窍药** 温性开窍药对应寒性静证,主要有麝香、白芷、乌药、苏合香、人参(少量用)等。

2. **寒性开窍药** 寒性开窍药对应热性静证,主要有冰片、薄荷等。

第二章 常用药物使用解说

第一节 温热药

温热药物对应寒证。

一、辛温解表药

辛温解表药物对应表寒证。

（一）发汗解表药

发汗解表药对应表寒无汗症。

1. 麻黄

麻黄产于山西、甘肃、陕西等地。

【性味功效】味辛,性温。发汗解表,宣肺平喘。

【临床功用】

（1）抗过敏:麻黄的水提物有抑制嗜碱性细胞及肥大细胞释放组胺等过敏介质的作用。

（2）兴奋:麻黄和麻黄碱有温和、缓慢而持续的兴奋心脏、收缩血管和升高血压的作用,对脑部有兴奋作用。较大治疗量可引起神经兴奋,导致失眠、震颤等。

（3）抗病毒。

（4）发汗解热。

（5）麻黄碱对支气管平滑肌有松弛作用而平喘;对胃肠道平滑肌也有松弛作用,并抑制其蠕动。

（6）治疗肾衰竭：麻黄提取物能明显降低肾衰患者血清中尿素氮、肌酐的浓度。

【常用量】5～10g。

【大剂量应用参考】

王士福教授认为，应用中药必须掌握"有效量"方可奏效，其方中主药尤应达到有效量。王老治哮喘，麻黄一般用量为 15g，极量为 30g，用麻黄必配以地龙（4～5 倍量）。地龙有很好的止喘作用，同时还有退热、降压作用。喘家兼有高血压者，用麻黄 20g，伍地龙 90g，不会使血压升高，有时还会下降。如心率快或心律不齐者配麦冬 30g、茯苓 30g、苍术 30g，上三药俱有抗心律不齐，减缓心率之作用。但房颤患者忌用麻黄！苍术抗心律不齐有良效，王老阅读药书发现，每用仲景"苓桂术甘汤"加生脉散、炙甘草汤治心律不齐和心动过速，取效甚佳，但苍术抗心律不齐有效量为 30g，少则效果不显。仲景所用之术即苍术，非白术也。

2．桂枝

桂枝为桂树的嫩枝，主产于广西、广东等地。

【性味功效】味辛、甘，性温。发汗解表，温经通阳。

【临床功用】

（1）扩张外围血管，扩张冠状动脉。

（2）本品所含桂皮油有强心、抗心律不齐的作用。

（3）有利尿作用。

（4）解热：本品可使皮肤血管扩张，调整血液循环，使血液流向体表，有利于散热与发汗。

（5）抗菌、抗病毒作用。

（6）镇痛、镇静。

【常用量】5～10g。

【大剂量应用参考】

卢崇汉用桂枝量可达 15～75g。

3．荆芥

荆芥又名荆芥穗，各地均产。

【性味功效】味辛，性微温。祛风解表，透疹，止血。

【临床功用】

（1）解痉：解除平滑肌痉挛。

（2）解热：本品煎剂口服能使汗腺分泌旺盛，舒张末梢毛细血管，使皮肤血液循环增强而有发汗解热作用。

（3）镇静，镇痛。

（4）抗过敏。

（5）抗病原微生物。

（6）止血：炒炭后止血作用明，生用作用甚轻。

【常用量】5～10g。

4．紫苏

紫苏又名紫苏叶、苏叶、苏梗。我国各地均产。

【性味功效】味辛，微温。发散风寒，行气宽中，安胎。

【临床功用】

（1）防腐。

（2）解热：本品煎剂能扩张皮肤血管，刺激汗腺分泌，有发汗解热作用。

（3）健胃：可促进消化液分泌，增强胃肠蠕动。

（4）止咳：可减少支气管分泌物，缓解支气管痉挛。

（5）止呕吐。

【常用量】10～15g。

5．紫苏子

紫苏子又名黑苏子、苏子，产于我国江苏，浙江、广东等地。

【性味功效】味辛，性温。降气消痰，止咳平喘。

【临床功用】

（1）舒张支气管而平喘，且镇咳。

（2）抗血栓形成。

（3）润肠通便。

（4）抗过敏反应。

（5）降脂。

【常用量】5～10g。

6. 生姜

生姜又名鲜姜。全国大多地区产。

【性味功效】味辛温，发汗解表，温中止呕。

【临床功用】

（1）解热。

（2）生姜醇提取物可兴奋血管运动中枢，并直接兴奋心脏，可加强心脏的收缩力和延长心脏收缩持续时间。

（3）镇静，镇痛。

（4）本品有抗溃疡作用，可促进胃肠蠕动。

（5）有显著的抗感染作用。

（6）保肝利胆。

【常用量】10～15g。

【大剂量应用参考】

卢崇汉用生姜量在30～200g。

【参考方——笔者方】

（1）腹泻（小儿腹泻）：生姜2g，艾叶2g，水煎服。

（2）溃疡病、慢性胃炎：生姜50g，炒大黄20g，乌骨20g，水煎服，每日1剂。

（3）老年顽固性呃逆：生姜50g，甘草50g，清半夏30g，水煎服，每日1剂。

7. 葱白

葱白又名大葱、葱白头，全国各地均种植。

【性味功效】味辛，性温。发汗解表，散寒通阳。

【临床功用】

（1）发汗解热：葱白能扩张末梢毛细血管、改善皮肤血液循环，兴奋汗腺而发汗解热。

（2）祛痰。

（3）壮阳。

（4）抗真菌、滴虫及某些细菌及蛲虫。

【常用量】10～30g，外用适量。

【使用注意】传统观点认为葱白不宜与蜂蜜同用。

8. 香薷

香薷又名香草，主产于广西、湖南、湖北等地。

【性味功效】味辛，性微温。发汗解表，化湿，利水。

【临床功用】

（1）有发汗解热作用。

（2）利尿。

（3）抗菌、抗病毒作用。

（4）抑制胃肠平滑肌痉挛。

（5）镇痛作用显著，且镇静。

（6）助消化：所含挥发油能增加消化液的分泌。

【常用量】20～50g。

（二）解表散寒止痛药

解表散寒止痛药物对应表寒痛证。

1. 羌活

羌活又名竹节羌、大头羌。

【性味功效】味辛苦，性温。祛风止痛。

【临床功用】

（1）有明显的解热作用。

（2）有明显的镇痛、镇静作用。

（3）活血：有一定的抗血栓形成和抗凝血作用，尚有抑制血小板聚集作用。

（4）增加脑供血。

（5）抗过敏：本品对迟发型超敏反应有一定的抑制作用。

（6）明显抗心律失常。

【常用量】10～15g。

2.细辛

细辛又名细参、辽细辛,主产于辽宁、吉林等地。

【性味功效】味辛,性温,有小毒。祛风寒,止痛,温肺化,宣窍。

【临床功用】

（1）有局部麻醉作用。

（2）兴奋呼吸中枢。

（3）强心,增快心率。

（4）有解热作用。

（5）有明显的镇痛、镇静作用。

（6）抗变态反应。

（7）其升压作用与肾上腺素作用相似。其明显的气管松弛作用,与异丙基肾上腺素作用相似。

【常用量】5～10g。丸散剂0.5～1.8g。

【使用注意】

（1）细辛对肾脏有一定毒性,故肾功能不全者慎用。

（2）细辛不过钱之说是指散剂而言的（其毒性成分主要在其挥发油中）。

【大剂量应用参考】

（1）《河北中医》杂志曾载,治疗类风湿关节炎:细辛30～160g,炮附子10～30g,豨莶草30～100g。每剂水煎2次,每次40分钟,取汁共200ml,分次服50ml,3小时1次。共治疗100例,全部有效,近半数病例获显效。

（2）何永田认为细辛治疗痛证,小剂量无效,剂量增至15g方起效,部分病例需要用至30g,始获良效。

3.防风

防风又名旁风、关防风,主产于云南、东北、河北等地。

【性味功效】味辛甘,性微温。祛风解表。

【临床功用】

（1）提高免疫能力。

（2）抗菌。

（3）解热：防风的煎剂与浸剂均有中等强度解热作用，煎剂的作用较浸剂强，可持续2.5小时以上。

（4）抗过敏。

（5）抗凝血。

（6）有明显镇静、镇痛作用。

【常用量】5～15g。

【参考用量】防风药性平和，毒性极低，用于治疗破伤风、惊厥时，可用至30～50g。

4. 白芷

白芷又名香白芷，产于浙江、四川等地。

【性味功效】味辛，性温。祛风解表，消肿止痛。

【临床功用】

（1）解热。

（2）抗病原微生物：本品对大肠杆菌、痢疾杆菌、变形杆菌及某些皮肤真菌、霍乱弧菌等有抑制作用。

（3）有明显的镇痛作用。

（4）有光敏作用，可用于治疗白癜风。

（5）有明显的解痉作用。

（6）含白芷素，兴奋中枢。

【常用量】5～10g。

【大剂量应用参考】

朱良春治头痛：对于诸头痛，单一味白芷15～30g，或加入辨治方中，均奏佳效。

5. 藁本

藁本又名香藁本、野芹菜、山香菜，主产于湖北、四川、辽宁等地。

【性味功效】味辛性温。散寒解表，祛风止痛。

【临床功用】

（1）有明显的镇痛作用。

（2）有镇静作用。

（3）有解热降温作用。

（4）抗真菌：本品煎剂对多种常见致病皮肤真菌有抑制作用。

（5）平喘。

（6）抑制平滑肌：本品所含挥发油具有抑制肠及子宫平滑肌的作用。

【常用量】5～10g。

（三）发散风寒通鼻窍药

发散风寒通鼻窍药物对应表寒证，兼有鼻窍不利状。

1. 辛夷

辛夷又名迎春花，主产于河南、四川等地。

【性味功效】味辛性温。祛风散寒，除湿止痛。

【临床功用】

（1）本品煎剂对多种致病性真菌有抑制作用。

（2）有明显的抗变态反应作用。

（3）收缩鼻黏膜：实验证明，本品对鼻黏膜有收敛和保护作用，使分泌物减少。

（4）有松弛肌肉作用。

（5）止咳平喘。

（6）抗感染。

【常用量】10～15g。

2. 苍耳子

苍耳子又名苍耳蒺藜、老苍子。

【性味功效】味辛、苦，性温，有小毒。通鼻窍、祛风湿，止痛。

【临床功用】

（1）兴奋呼吸。

（2）治鼻病：可用于治疗急、慢性鼻炎，过敏性鼻炎。

（3）治皮肤病：可用于治疗慢性荨麻疹、神经性皮炎等。

【常用量】10～15g。

二、辛温、辛热药

辛温、辛热药对应内寒轻证。甘温药主要对应内寒轻证兼虚证，小剂量辛热药物，如附子、干姜、肉桂亦用于内寒轻证。

1. 小茴香

小茴香又名谷茴香、茴香。

【性味功效】味辛性温。祛寒止痛，理气和胃。

【临床功用】

（1）有明显的镇痛作用。

（2）健胃：研究发现，口服茴香油能增强胃肠蠕动，促进消化液分泌，提高消化能力，排除胃肠积气，消除肠鸣腹胀。

（3）抗溃疡。

（4）抗凝血。

（5）中枢麻痹：茴香油、茴香脑对中枢神经有麻痹作用。

【常用量】5～10g。

2. 丁香

丁香又名公丁香，我国广东一带有栽培。

【性味功效】味辛温。温中降逆，温肾助阳。

【临床功用】

（1）有明显的镇痛作用。

（2）驱虫。

（3）抗菌：丁香乙醇浸液对鼠疫杆菌、霍乱弧菌、炭疽杆菌等均有抑制作用。

（4）抗溃疡。

（5）促进胃液分泌，促进胆汁分泌。

（6）抑制血栓形成，抑制血小板聚集，抑制胃肠运动，抑制腹泻。

【常用量】2～5g。

【使用注意】本品畏郁金。

3．高良姜

高良姜又名良姜，主产于广东、广西等地。

【性味功效】味辛，性热。散寒止痛，温中止呕。

【临床功用】

（1）解痉：本品能缓解胃肠平滑肌的痉挛。

（2）增强消化液的分泌。

（3）活血：本品有抗凝血、抗血小板聚集、抗血栓形成的作用。

（4）有促进药物透皮作用。

（5）镇痛。

【常用量】5～10g。

4．荜澄茄

荜澄茄又名小苍子、豆豉姜。

【性味功效】味辛，性温。温中散寒，行气止痛。

【临床功用】

（1）抑制胃肠运动，故有止泻作用。

（2）抗心律失常。

（3）抗心肌缺血，增加冠状动脉血流量。

（4）抗血栓、抗血小板聚集。

（5）镇静、镇痛。

（6）抗真菌：所含挥发油对多种皮肤真菌有抑制作用。

【常用量】5～10g。

【使用注意】本品宜入丸散剂。

5．荜茇

荜茇又名鼠尾，产于广东、广西、云南等地。

【性味功效】味辛，性热。温中散寒。

【临床功用】

（1）抗心律失常，增加心肌营养性血流量。

（2）助消化，增加消化液分泌。

（3）兴奋中枢：所含胡椒碱对中枢神经有兴奋作用。

（4）松弛平滑肌：本品对冠状血管及肠管平滑肌有显著的松弛作用。

（5）降血脂。

【常用量】10～15g。

6. 吴茱萸

吴茱萸又名吴萸、淡吴萸。我国四川、云南、湖北、湖南、陕西、甘肃等地均有栽培。

【性味功效】味辛、苦，性热，有小毒。温中止痛，降逆止呕。

【临床功用】

（1）本品有镇吐、抗溃疡、抑制胃酸分泌、止泻、保肝、解除胃肠痉挛等作用。

（2）抗血栓，改善微循环。

（3）镇痛。

（4）扩张周围血管，降血压。

（5）抗真菌：本品煎剂对多种真菌均有不同程度的抑制作用。

【常用量】5～10g。

【使用注意】内服大量吴茱萸会引起视觉障碍。

【参考应用】

（1）赵某，男，58岁。患者诉呕吐3个多月。呕吐时伴有呃声频作，胸胁满闷，面色苍白，饭食减少，大便溏，四肢欠温，舌淡苔白润，脉沉迟。诊断为虚寒呕吐，予以吴茱萸姜汁膏（用吴茱萸15g，研为细末，瓶贮备用，生姜汁1小杯。临用时取吴茱萸末3～5g，调生姜汁如膏状，把药膏敷在患者脐孔上，外以胶布紧之，每天换药1次。敷脐的同时再用艾条悬灸，其效更佳）贴脐治疗，每日换药1次，贴药10天，呕吐明显减少，呃声亦缓解，再贴10天，诸症消失而告病愈。（《中医药物贴脐疗法》）

（2）患者，男，3个月，腹泻10余天，大便每天5～6次，大便稀薄带泡沫，舌质淡红，舌苔白。大便镜检有脂肪球，曾口服婴儿散、乳酸菌素片等均未奏效。用吴茱萸粉5g以醋调成糊状，敷于神阙穴，每天8～10个时，连续3天，大便成形，每日2次。（《中医杂志》）

7. 白附子

白附子又名禹白附、独角莲、疔毒豆，产于河南、四川等地。

【性味功效】味辛苦，性大温。祛风止痉、燥湿化痰、解毒散结。

【临床功用】

（1）镇静：本品经炮制后镇静作用增强。

（2）本品解痉作用明显，可用于中风抽搐的治疗。

（3）本品能抑制结核分枝杆菌的生长。

【常用量】3～5g。一般炮制后应用。

【大剂量应用参考】

期刊报道治疗面瘫常用牵正散，白附子用量由9g加至20～30g，疗效显效，无不良反应。在其所治验的病例中，一例患者白附子每剂用至30g，每日1剂，服药6剂后症状减轻，15剂痊愈；另一患者白附子每日也用至30g，同样收到良好的疗效，并未发现毒性及不良反应。（《山东中医杂志》）

本品毒性较大，特别是生用。临床超大剂量应用以每日10～20g为宜，剂量再大可能引起中毒。同时用药时间不能长，以免引起蓄积中毒。本品白附子即禹白附，在20世纪50年代以前，白附子常用毛茛科植物黄花乌头，今名关白附，应该加以区别。

8. 花椒

花椒又名蜀椒、川椒。我国大部分地区均有产。

【性味功效】味辛，性热。温中、止痛、杀虫。

【临床功用】

（1）麻醉止痛：花椒烯醇液有局部麻醉及镇痛的作用。

（2）杀灭蛔虫、绦虫、血吸虫。

（3）抗真菌。花椒挥发油对皮肤真菌和深部真菌均有一定的抑制和杀灭作用。

（4）抗血栓。

【常用量】内服2～5g；外用适量。

【参考方】

蜀椒、蒲公英、艾叶各15g，加水1 500ml左右煮沸，用文火继煎2～3分钟，将药水倒出存放盆中，待水温适宜后浸洗患处10～25分钟（水温约60℃），每日2～3次，1剂可供煎煮2次。马爱华用上方治疗湿热型阴痒106例，治愈104例，无效2例。

三、辛热温里药

辛热性温里药对应内寒重证。

1. 附子

附子又名川附子、熟附子、制附子、黑附片，主产于四川。

【性味功效】味辛甘，性热。回阳救逆、温肾助阳。

【临床功用】

（1）抗心律失常，增快心率。

（2）抗寒：研究发现，附子煎液能抑制寒冷引起的体温下降，能使降低的体温恢复。

（3）有明显的镇痛作用，且镇静。

（4）有明显的扩张四肢血管及扩张冠状动脉的作用。

（5）能增强男女性腺功能。

（6）抗休克。

（7）止泻。

（8）增强免疫功能。

（9）抗凝血、抗血栓形成。

（10）兴奋垂体－肾上腺皮质系统，所释放的促肾上腺皮质激素，呈剂量（指乌头碱剂量）依赖性增高。

【常用量】5～15g。

【使用注意】用量超过 20g,当用开水浸泡半小时;超过 60g,当先煎开半小时以上。

【大剂量应用参考】

卢崇汉制附子的用量为 60～250g。

2. 肉桂

肉桂又名玉桂、牡桂、桂心,产于广东、广西、云南、福建等地。

【性味功效】味辛甘,性热。温中补阳、散寒止痛。

【临床功用】

(1)扩张冠状动脉,抗心肌缺血。

(2)抗凝血。

(3)解热。

(4)镇痛。

(5)免疫抑制。

(6)增加血清白蛋白,增加消化液分泌,抗溃疡。

【常用量】5～10g。

【大剂量应用参考】

卢崇汉的用量为 15～30g。

3. 干姜

干姜又名白姜,主产于四川、广东、广西、湖北等地。

【性味功效】味辛性热。温中、温肺化痰。

【临床功用】

(1)治疗消化系统疾病,保护胃黏膜,促进胃液分泌。

(2)止咳平喘。

(3)抗感染。

(4)抗血栓及抗血小板聚集。

(5)解热、解痉、解毒。

(6)反射性地兴奋血管运动中枢和交感神经,使血压升高。

【常用量】10～15g。

【大剂量用药参考】

卢崇汉的用量为25~50g。

第二节　清热药

一、辛凉解表、疏风清热药

辛凉解表、疏风清热药对应初热证。

1.菊花

菊花又名甘菊、白菊花,主产于浙江、安徽等地。

【性味功效】味辛甘苦,性微寒。疏风清热,解表明目。

【临床作用】

（1）抗病原微生物:菊花煎剂对金黄色葡萄球菌、变形杆菌、伤寒杆菌、副伤寒杆菌等均有抑制作用,且对多种致病真菌、钩端螺旋体有抑制作用。

（2）有抗感染作用。

（3）降血压。

（4）解热。

（5）有明显增加冠状动脉血流量的作用。

【常用量】15~20g。

【大剂量应用参考】

某女,17岁。前月出天花治愈,遗留双目红肿热痛,胬肉遮睛失明,服药数周罔效,家人心急如焚。望舌质红,苔薄黄乏津,脉弦数。余曰:此乃时疫之气攻目,余邪未清,内热炽盛,耗伤津液,水不涵木,肝火上炎,遂用甘菊花120g,煎水两大碗约1 000ml,内服外洗各等量,连用3日,红肿热痛、胬肉尽清。(《河南省名老中医经验集锦》)

2.桑叶

桑叶又名蚕叶,主产于浙江、江苏、安徽等地。

【性味功效】味甘苦,性寒。疏散风热,清肺润燥。

【临床功用】

（1）本品有抑制脂肪肝形成、降低血清脂肪和抑制动脉粥样硬化形成的作用。

（2）延缓衰老。

（3）槲皮素能降低肠、支气管平滑肌的张力。

（4）降血糖。

（5）抗菌：本品对金黄色葡萄球菌、乙型溶血性链球菌等均有较强的抑制作用；对大肠杆菌、伤寒杆菌、绿脓杆菌也有抑杀作用。

（6）对肿瘤有抑制作用。

【常用量】10～15g。

【参考方——笔者方】

（1）角膜溃疡：甘草30g,桑叶30g,香薷100g,乌梅50g,金银花30g,水煎服。

（2）盗汗：桑叶30g,仙鹤草50g,黄芪60g,龙骨50g,麻黄根20g,水煎服。

3. 牛蒡子

牛蒡子又名大力子,产于河北、浙江等地。

【性味功效】味苦辛,性寒。疏散风热,宣肺透疹,解毒利咽。

【临床功用】

（1）本品可抑制蛋白尿排泄增加,对免疫性肾炎也有明显抑制作用。

（2）有通便作用。

（3）发汗解热。

（4）降糖：本品提取物有显著而持久的降糖作用。

（5）牛蒡子煎剂对金黄色葡萄球菌、肺炎球菌、乙型溶血性链球菌和伤寒杆菌有不同程度的抑制作用。

（6）本品水煎剂有降眼压作用。

【常用量】5～10g。

【参考方——笔者方】

（1）面神经麻痹：牛蒡子 30～40g，白芷 10～15g，水煎服，每日 1 剂。

（2）扁平疣：牛蒡子 20g，大青叶 100g，木贼 20g，香附 50g，水煎服，每日 1 剂。

4．薄荷

【性味功效】味辛，性凉。疏散风热，清利头目，利咽透疹。

【临床功用】

（1）本品煎剂对金黄色葡萄球菌、白色葡萄球菌、甲型溶血性链球菌、乙型溶血性链球菌等均有抑制作用。薄荷脑亦有很强的杀菌作用。

（2）发汗解热：本品小剂量服用有发汗解热作用。

（3）镇痛：薄荷脑涂于局部可止痛、止痒。

（4）镇静：有镇静催眠作用。

（5）抗过敏。

【使用注意】本品不宜久煎。

【常用量】10～15g。

【参考方——笔者方】

（1）荨麻疹：薄荷 20～30g，地骨皮 50g，桂枝 40g，甘草 20～100g，水煎服。

（2）咽痛：薄荷 30g，车前草 30～100g，射干 20g，肉桂 10g，水煎服。

5．蔓荆子

蔓荆子又名蔓荆实，产于山东、江西、浙江等地。

【性味功效】味辛苦，性微寒。疏散风热，清利头目。

【临床功用】

（1）本品水煎剂有较好的祛痰、平喘及抗凝血作用。

（2）本品水提物有明显的降压作用。

（3）镇痛、镇静。

【常用量】5～10g。

【参考方——笔者方】

（1）高血压：蔓荆子20g，杜仲30g，桑寄生50g，牡蛎50g，水煎服。

（2）头痛：蔓荆子20g，细辛10g，川芎30g，甘草30g，水煎服。

6.蝉蜕

蝉蜕又名虫蜕，主产于黄河、长江流域。

【性味功效】味甘，性寒。疏散风热，透疹止痒，祛风解痉。

【临床功用】

（1）抗过敏：本品对变态反应有明显的抑制作用。

（2）本品水煎剂有显著的镇静、抗惊厥作用。

（3）有免疫抑制作用。

（4）有解热作用。

（5）有明显的镇痛作用。

（6）重用蝉蜕，对高热、惊厥均有救急之用。

【常用量】10～15g。

【参考方——笔者方】

（1）失眠：酸枣仁50g，蝉蜕30g，龙骨50g，夜交藤50g，水煎，晚服。

（2）荨麻疹：蝉蜕30g，甘草50g，防风20g，乌梅50g，百合30g，水煎服。

7.木贼

木贼又名木贼草、节骨草，主产于我国东北、华北等地。

【性味功效】味甘苦，性平。疏风热，退目翳。

【临床功用】

（1）止血。

（2）扩张血管、降血压。

【常用量】10～15g。

【参考方——笔者方】

（1）扁平疣：木贼15～30g，薏苡仁50g，香附50g，板蓝根50g，鸡内金50g，水煎服。

（2）尖锐湿疣：木贼15～30g，土茯苓100g，大青叶100g，薄荷20g。水煎内服 1 剂，另 1 剂水煎外洗。

二、退热药

退热药对应初热证。

1．柴胡

柴胡又名南柴胡、北柴胡，主产于河北、湖北、黑龙江等地。

【性味功效】味苦辛，性微寒。和解退热、疏肝解郁、升举阳气。

【临床功用】

（1）有解热、镇痛、镇静的作用。

（2）保肝利胆。

（3）有抗过敏的作用。

（4）兴奋胃肠平滑肌。

（5）抗流感病毒。

【常用量】10～15g。

【大剂量应用参考】

（1）《南京中医学院学报》（现《南京中医药大学学报》）曾载，治疗少阳证发热，用柴胡 30～80g 退热效果极佳。指出"柴胡退热必须用大剂量，非一两以上不为功"。

（2）《广西中医药》载，治疗普通感冒和流行性感冒：柴胡 30～50g，升麻 30～40g，滑石 30g。小儿用量酌减。水煎服，每日 1 剂。共治疗 80 例，痊愈 60 例，显效 12 例，有效 8 例。痊愈病例中，1 剂而愈者 47 例，2 剂而愈者 8 例，其余 3～4 剂而愈。

【参考方——笔者方】

（1）发热：柴胡 30～50g，葛根 50g，香薷 100g，桂枝 30g，水煎服。

（2）胃下垂：柴胡 20g，枳壳 30g，砂仁 15g，制半夏 20g，水煎服。

2．升麻

升麻又名绿升麻、兴安升麻，主产于辽宁、黑龙江、湖北及山西等地。

【性味功效】味辛甘，性微寒。发表透疹、清热解毒、升阳举陷。

【临床功用】

（1）有发汗解热作用。

（2）升麻对未孕子宫有兴奋作用,对膀胱括约肌亦有兴奋作用。

（3）抗过敏反应。

（4）有抗感染作用。

（5）可解毒。

【常用量】5～10g。

【使用注意】对胃有刺激。过量可引起血压下降。

【大剂量应用参考】

（1）治风毒,咽水不下及瘴肿:升麻、芍药各四两（折合约 57.68g）,射干、杏仁、葛根、麻黄、甘草各二两（折合约 28.84g）。水煎服。（《外台秘要》升麻汤）

（2）方药中教授治疗病毒性肝炎时,擅长超大剂量应用升麻,取其解毒之功,当用量增至每日 45g 时,疗效好,无毒性及不良反应。（《当代名医临证精华》）

3. 葛根

【性味功效】味甘辛,性凉。发表解肌,升阳透疹,生津。

【临床功用】

（1）解热。

（2）有扩张血管,改善脑及冠状动脉血液循环的作用。

（3）可抗心绞痛、抗心律失常。

（4）降血压、降血脂、降血糖。

（5）有松弛肠道平滑肌、镇痛作用。

（6）抑制血小板聚集。

【常用量】10～20g。

【大剂量应用参考】

（1）治半身不遂,口不能言:葛根八两（折合约 115.36g）,独活四两（折合约 57.68g）,桂心五两（折合约 72.10g）,防风、当归、炙甘草各二两（折合约 28.84g)，芍药、附子各一两(折合约 14.42g)，半夏一升，生姜十两(折合约 144.2g)。水煎服。(《外台秘要》十物独活汤)

（2）治疗突发性耳聋：葛根 45～60g，磁石 60g，骨碎补 30～60g，山药 30g，白芍 15g，川芎 15g，石菖蒲 9g，酒大黄 1.5～1.8g，大枣 15g。每日 1 剂，水煎 2 次，分 3 次内服。(《江苏中医杂志》，现《江苏中医药》)

（3）治疗早搏：葛根 60g，全瓜蒌 30g，广郁金、泽泻各 15g，磁石、珍珠母各 30g(先煎)，刘寄奴、当归、炙甘草各 9g。每日 1 剂，早晚两次煎服。服药期间停用其他抗心律失常的药物。经本方治疗的 199 例期外收缩中，显效 54 例，有效 128 例，无效 17 例。(《中国中西医结合杂志》)

（4）治疗冠心病：葛根 60g，广郁金 15g，全瓜蒌 30g，泽兰 15g，刘寄奴 15g，当归 10g，川芎 10g，延胡索 15g，失笑散 18g(包煎)。水煎服，每日 1 剂，分 2～3 次服。(《上海中医药杂志》)

三、解表除烦药

解表除烦药对应初热证。

淡豆豉

淡豆豉又名豆豉、香豉，产于我国各地，尤以东北最丰富。

【性味功效】味辛甘微苦，性寒。解表除烦。

【临床功用】

（1）有微弱的发汗及健胃助消化作用。

（2）有退乳汁作用，用于断乳后的乳房胀痛。

【常用量】10～20g。治疗血尿，可用本品 50～100g 水煎服。

四、清热泻火药

清热泻火药对应阳热证之轻证。

1. 知母

知母又名肥知母，主产于我国河北、山西等地。

【性味功效】味苦甘，性寒。清热泻火，滋阴润燥。

【临床功用】

（1）降血糖。

（2）解热。

（3）抑制心肌收缩。

（4）消除急、慢肾炎蛋白蛋：研究发现，知母可能具有保护机体肾上腺皮质免受外源性皮质激素的抑制，直接影响血中肾上腺皮质激素含量的变化，对机体起调整作用。

（5）知母煎剂对金黄色葡萄球菌、甲型溶血性链球菌、肺炎链球菌、痢疾杆菌、伤寒杆菌及常见的致病性皮肤真菌有较强的抑制作用。

【常用量】10～15g。

【使用注意】便溏者不宜大量用。

2. 石膏

石膏又名白虎，产于山西、河北等地。

【性味功效】味辛甘，性大寒。清热泻火，除烦止渴。

【临床功用】

（1）本品有解痉、镇静及催眠的作用。

（2）解热：生石膏可通过调节体温中枢，产生强而快的退热作用，但不持久。

（3）止渴：研究发现，石膏能抑制实验性大鼠的饮水量。

（4）增强免疫：研究发现，本品能明显增强肺泡巨噬细胞的吞噬能力，促进吞噬细胞的成熟。

【使用注意】当是热性证。用时必须将石膏打碎武火煎透。因其性大寒，中病即止，不可久服。

【大剂量应用参考】

（1）治火热证表里俱盛，大热烦躁，渴饮干呕，头痛如劈，昏狂谵语，或发斑或衄等：生石膏大剂六两至八两，中剂二两至四两，小剂八钱至一两二钱；生地黄大剂六钱至一两，中剂三钱至五钱，小剂二钱至四钱；水牛角大剂六钱至八钱，中剂三钱至四钱，小剂二钱至四钱；黄连大剂四钱至六钱，中剂二钱至四钱,小剂一钱至一钱五分;栀子、桔梗、黄芩、知母、赤芍药、玄参、连翘、竹叶、甘草、牡丹皮各适量。水煎服。(《疫疹一得》清瘟败毒饮)

(2)王士福教授治疗热痹证,善用白虎汤加减:若热盛,脉洪大者,提倡重用生石膏,少则120g,多则250g。其经验系从《吴鞠通医案》中治姓赵者痹证得出启示,该案中生石膏剂量用至六两。(《当代名医临证精华》)

(3)20世纪50年代石家庄地区治疗乙脑的重要经验之一,是在白虎汤中应用大剂量石膏,剂量用至200g以上。其目的是截断热毒,有效地保护脑组织因高热引起的损害。

(4)当代名医乔玉川治疗精神分裂症时,提倡超大剂量用药。如生石膏一次用量达150~310g,生大黄一次用量达62g,芒硝一次用量达45g以上。(《上海中医药杂志》)

3.竹叶

竹叶又名淡竹叶,产于我国南方。

【性味功效】味甘淡,性寒。清热、利尿。

【临床功用】

(1)有利尿作用。

(2)有解热作用。

【常用量】5~10g。

【参考方】

(1)淡竹叶10~20g,开水浸泡当茶饮,每日1剂,连用1个月。吕华用上方治疗特发性水肿37例,结果治愈25例,显效7例,无效5例。

(2)淡竹叶100g,砂锅内浸泡10分钟,先用武火煎沸后,再用文火慢煎10分钟,早晚分2次冷服。宋和平用上方治疗阴道炎5例,均获痊愈。

4.芦根

芦根又名芦苇根,全国大部地区均产。

【性味功效】味甘,性寒。清热、生津、除烦、止呕、利尿。

【临床功用】

(1)可使甲状腺素显著提高。

（2）有溶解结石的作用，可用于治疗胆结石与肾结石。

（3）抑制骨骼肌收缩，松弛平滑肌。

（4）有解热、解毒作用。

（5）有镇静、镇痛作用。

（6）有弱雌激素样作用。

【常用量】20～30g。

【参考方——笔者方】

（1）芦根100g，乌梅50g，茵陈30g，水煎服。治疗肝炎、胆囊炎效果好。

（2）治疗肺脓肿：干芦根200g，败酱100g，穿心莲30g，水煎服。

5. 栀子

栀子又名山栀子、山枝子，多产于长江以南。

【性味功效】味苦，性寒。泻火除烦，清热利温，凉血解毒。

【临床功用】

（1）抗病原微生物：栀子浸液对多种皮肤真菌、溶血性链球菌均有抑制作用。本品水煎剂在体外可杀死血吸虫成虫及钩端螺旋体。

（2）保肝利胆。

（3）可保护胰腺细胞，增加胰血流量，抑制胰蛋白酶活性。

（4）止血：生品比炒品作用强。

（5）降温。

【常用量】10～15g。

6. 夏枯草

夏枯草又名夏枯头，产于我国各地。

【性味功效】味苦辛，性寒。清肝火，散郁结。

【临床功用】

（1）抗感染。

（2）降血压、降血糖。

（3）抗乙肝表面抗原病毒。

（4）利尿作用。

【常用量】10～30g。

【参考方】

（1）夏枯草煎：夏枯草、生牡蛎各 30g，元参、白芍、生地黄、麦冬各 15g，浙贝母 10g，甘草 5g。以上方随证加减。韩纯庆报道，用上方治疗甲状腺功能亢进症 30 例，治愈 10 例，显效 10 例，好转 7 例，无效 3 例。(《中药临床新用》)

（2）夏枯草 1 斤，加水 2 000ml，煎至 1 000～1 200ml，每次口服 30～50ml，日服 3 次。据报道，用上方治疗渗出性胸膜炎 9 例，除 2 例好转自动出院外，余均痊愈。平均住院 35.6 天，退热时间为 7.7 天，积液吸收时间为 24.7 天。(《中药临床新用》)

五、清热解毒药

清热解毒药对应阳热证。

1. 大青叶

大青叶又名蓝靛叶、靛青叶。

【性味功效】味苦，性寒。清热解毒，凉血消斑。

【临床功用】

（1）解热。

（2）有明显的抗菌作用。

（3）抗病毒作用。

（4）本品能增强白细胞的吞噬功能，并使吞噬细胞数明显增加。

（5）抗感染。

（6）保肝利胆。

（7）本品对内毒素有明显抑制作用。

【常用量】10～20g。

【大剂量应用参考】

治疗细菌性痢疾及急性胃肠炎：大青叶 45g。煎汁饮。一次顿服，或 90g，2 次分服。共治 300 余例，均获得较好效果。(《中药大辞典》)

2. 金银花

金银花又名银花、双花，以山东、河南所产质佳。

【性味功效】味甘，性寒。清热解毒。

【临床功用】

（1）本品提高免疫功能，能明显兴奋网状内皮细胞，增强白细胞的吞噬功能。

（2）本品煎剂、水浸剂及醇浸泡，在体外对金黄色葡萄球菌、溶血性链球菌、肺炎球菌等有抑制作用。在体外对幽门螺杆菌、泌尿系衣原体有一定抑制活性作用。在体外，对流感病毒、腮腺病毒均有抑制作用。

（3）有显著的解热作用。

（4）有增加冠状动脉血流量的作用。

（5）有一定止血功效。

（6）有一定的拮抗内毒素的效果。

【常用量】15～30g。

【使用注意】本品不宜久煎，久煎能降低其抗凝作用。

【大剂量应用参考】

（1）治疗细菌性肝脓疡：金银花180～300g，夜明砂（包）、生牡蛎各20～30g，赤芍12～24g，苦丁香、焦栀子、郁金各6～12g，两头尖（打碎）、当归各10～15g。水煎服或鼻饲，每次250～400ml，初期每4～6小时1次，以后每日1剂。共治疗33例，均治愈，用药9～51剂。

（2）韩臣子治疗血栓闭塞性脉管炎时，曾超大剂量应用金银花，无论是热毒型，还是气血两虚型、虚寒型、瘀滞型，均提倡大剂量应用金银花，少则每剂90g，多则每剂120g。

3. 连翘

连翘又名连壳，主产于我国东北、华北等地。

【性味功效】味苦，性微寒。清热解毒，消痈散结。

【临床功用】

（1）抗病原微生物：连翘煎剂对金黄色葡萄球菌、肺炎链球菌等均有较强的抑制作用。煎剂对痢疾杆菌、葡萄球菌、溶血性链球菌和变形杆菌的抑制作用最强。对常见的皮肤真菌有抑制作用,能杀灭钩端螺旋体,且抑制乙型肝炎表面抗原。

（2）抗内毒素。

（3）有轻度的强心及保肝作用。

（4）解热。

（5）止血:所含芦丁能增强毛细血管的致密度。

（6）镇吐。

【常用量】10～15g。

【参考方】

单味连翘治疗肺结核、视网膜黄斑区出血、血小板减少性紫癜、过敏性紫癜等有效。连翘20g,浓煎,少量频服,用于止呕有特效。在辨证用药基础上加连翘12～15g,水煎服,治疗多种原因引起的手指拘急。

4.忍冬藤

忍冬藤又名银花藤,我国南北各地均有分布。

【性味功效】味甘,性寒。清热解毒。

【临床功用】

忍冬藤具有显著的抗感染活性。用于治疗细菌性痢疾、肠炎、慢性气管炎等均有一定的疗效。

【常用量】30～60g。

5.鱼腥草

鱼腥草又名蕺菜,分布于长江流域以南各地。

【性味功效】味辛,性微寒。清热解毒。

【临床功用】

（1）利尿,且对肾血管有扩张作用。

（2）抗病原微生物:本品在体外对金黄色葡萄球菌、溶血性链球菌、肺炎链球菌、白喉杆菌、变形杆菌等多种细菌均有较强的抑制作用。对流感病毒、真菌、钩端螺旋体也有抑制作用。

（3）止血。

（4）增强免疫。

【常用量】20～50g。

【使用注意】本品含挥发油，不宜久煎。

【大剂量应用参考】

（1）治疗肺脓疡，可单用本品50～100g，水煎沸10分钟后饮服。

（2）治疗肾病综合征：鱼腥草100～150g。入开水1 000ml，浸泡半小时后代茶饮，每日1剂。3个月为1个疗程。疗程间隔2～3日。服药期间不用其他药物。

6.败酱草

败酱草产于长江流域中下流域。

【性味功效】味苦辛，性微寒。清热解毒，抗惊安神。

【临床功用】

（1）黄花败酱对金黄色葡萄球菌、绿脓杆菌、伤寒杆菌、变形杆菌等均有抑制作用。白花败酱的各种制剂在试管内能抑制金黄色葡萄球菌、枯草杆菌、绿脓杆菌、大肠杆菌、变形杆菌等的生长。

（2）抗内毒素：本品煎液可明显抑制内毒素活性。

（3）止血：本品对外伤有明显的止血作用。

（4）保肝利胆：本品有促进肝细胞再生，防止肝细胞变性作用；黄花败酱根的煎液有促进胆汁分泌的作用。

（5）抗癌：实验研究表明，本品对肿瘤有一定的杀伤作用。

（6）显著镇静：黄花败酱酊剂、醇浸膏及挥发油均有显著且直接的中枢镇静作用，而白花败酱的镇静作用则弱得多。

【常用量】15～30g。

【参考方——笔者方】

（1）失眠：黄花败酱50～100g，夜交藤100g，龙骨50g，酸枣仁50g，五味子30g，甘草50g，甘松50g，水煎服，睡前用。

（2）感染性疾病：败酱草50～100g，甘草50g，金银花50g，香薷100g，水煎服。

7. 板蓝根

板蓝根又名大青根,产于江苏、安徽、福建、广西等地。

【性味功效】味苦,性寒。清热解毒,凉血、利咽。

【临床功用】

（1）有显著的抑制血小板聚集的作用。

（2）本品煎剂对金黄色葡萄球菌、溶血性链球菌、脑膜炎球菌等均有抑制作用。

（3）抗病毒。

（4）增强免疫。

【常用量】20～30g。

【参考方】

（1）板蓝根、大青叶、大黄、白鲜皮、明矾各30g,蛇床子、地肤子、川椒各15g,水煎1 500～2 000ml,坐浴。早晚各1次。贾桂菊等用上方治疗肛门周围尖锐湿疣9例,7例痊愈,2例失访。(《中药临床新用》)

（2）板蓝根、大青叶各30g,金钱草15g,大黄12g,以上药水浸数小时后慢火煎半小时,药液一半口服,一半外洗。雒崇义等用上方治疗男性尖锐湿疣28例,痊愈14例,好转12例,无效2例。(《中药临床新用》)

8. 红藤

红藤又名大血藤,产于江西、湖北、江苏等地。

【性味功效】味苦,性平。清热解毒,活血化瘀。

【临床功用】

（1）对金黄色葡萄球菌、乙型链球菌、大肠杆菌、绿脓杆菌等有抑菌作用。

（2）本品可使心脏收缩力减弱,心率减慢,心输出量减少。

（3）抑制血小板聚集。

（4）增加冠状动脉血流量,可用于治疗冠心病、心绞痛。

【常用量】10～20g。

【大剂量应用参考】

（1）治疗一切无名痈毒、丹毒、流注等有毒火证方：金银花、红藤各四两，连翘七、八钱，归尾三钱，甘草一钱。用酒煎服。（《新方八阵》连翘归尾煎）

（2）治疗急性阑尾炎：红藤100g，紫花地丁15g，川楝子25g，水煎服，每日1剂。并配合中药外敷。（《新中医》）

9. 蒲公英

蒲公英又名婆婆丁。

【性味功效】味苦甘，性寒。清热解毒，消痈散结。

【临床功用】

（1）有保护胃黏膜作用。

（2）本品煎剂对金黄色葡萄球菌、溶血性链球菌有显著抑制作用，对肺炎链球菌、脑膜炎奈瑟菌、白喉杆菌、变形杆菌等有明显的抑制作用。其水浸液对多种皮肤真菌亦有抑制作用。

（3）促进乳汁分泌。

（4）抑制胃酸分泌。

（5）抗溃疡。

（6）利胆保肝。

（7）抗内毒素：本品提取物在体外可中和内毒素，使其活性降低。

【常用量】10～30g。

【参考量】超大剂量应用，以每日50～60g为宜。大剂量应用时，偶见有胃肠道反应。

【参考方】

（1）河南中医王衍全治疗慢性骨髓炎合并死骨，每剂蒲公英用量高达50g，取得了较好疗效。

（2）治疗小儿热性便秘，可用蒲公英60～90g，水煎加白糖适量。一般服药5～9剂可治愈。

10. 紫花地丁

紫花地丁又名地丁草，主产于长江流域下游各地。

【性味功效】味苦辛,性寒。清热解毒,凉血消肿。

【临床功用】

（1）本品对结核分枝杆菌、绿脓杆菌、麻风杆菌、金黄色葡萄球菌有较强的抑制作用,对皮肤真菌亦有抑制作用。

（2）抗病毒作用。

（3）抗内毒素。

（4）解热。

（5）消肿。

【常用量】10～20g。

11. 野菊花

野菊花又名山菊花、野山菊、路过菊。我国各地均有分布。

【性味功效】味苦、辛,性微寒。清热解毒。

【临床功用】

（1）本品有解热、抗感染、降血压、降血脂、抗菌等作用,与菊花相似。

（2）抗病毒:对流感病毒、呼吸道病毒等均有抑制的作用。

（3）抑制血小板聚集:野菊花水剂对血小板聚集有明显的抑制作用。

【常用量】10～20g。

【参考方】

（1）将野菊花用沸水浸泡1小时,煎30分钟,取药液内服。成人每次6g,儿童酌减。一般每月普遍投药1次;对以往每年感冒3～5次者,2周投药1次,对经常感冒者每周投药1次。据报道,用以上方法观察1 000人服药后的发病情况,发病率下降13.2%,与未服药的261人相比,发病率显著降低,并可减少慢性支气管炎患者的复发。

（2）野菊花15g,以清水煎汤代茶饮,每日1剂,连服1周。万桂华用上方治疗流行性腮腺炎56例,痊愈49例,好转5例,中断服药2例。

12. 鸭跖草

鸭跖草又名鸭鹊草、耳环草。分布于全国。

【性味功效】味甘苦,性寒。清热、解毒、利尿。

【临床功用】

（1）止泻。

（2）有久而缓和的解热作用。

（3）利尿。

（4）本品煎剂对金黄色葡萄球菌、变形杆菌、大肠杆菌有抑制作用，对虫媒病毒、腮腺病毒亦有抑制。

（5）抗内毒素。

【常用量】15～30g。治疗水肿，可用本品30～60g水煎服。

13. 桉树叶

桉树叶产于我国南方各地。

【性味功效】味辛苦，性凉。解热清火。

【临床功用】

（1）桉树叶煎剂具有广谱抗菌作用，对金黄色葡萄球菌、白念珠菌有较强的抑制作用。对绿脓杆菌、大肠杆菌、变形杆菌有中等程度的抑制作用。

（2）有抗感染作用。

（3）桉树叶油有较强的杀虫作用。

【常用量】10～15g。

【使用注意】用量不宜过大，以免发生中毒。

14. 射干

射干又名嫩射干，主产于湖北、河南、江苏、安徽等地。

【性味功效】味苦，性寒。清热解毒，祛痰利咽。

【临床功用】

（1）射干能消除上呼吸道炎性渗出物，减少腺酵素分泌，溶解中和组胺，从而使炎症消除。

（2）本品对常见的致病性皮肤真菌有较强的抑制作用。对腺病毒、单纯疱疹病毒有抑制作用。

（3）解热。

（4）止痛。

（5）有雌激素样作用。

（6）促进唾液腺分泌。

【常用量】5～10g。

【参考方】

（1）射干豆根汤：射干30～40g，山豆根15g，柴胡6g，辛夷、栀子、薄荷各10g，细辛3g，甘草5g，水煎服，每日1剂，5剂为1个疗程。高士俊等用上方治疗慢性鼻窦炎50例，治愈32例，好转16例，无效2例。

（2）用射干20g，煎浓汁，每日服2次，每次100ml，可治疗咽喉肿痛。用射干治疗喉癌可取效。（《中药临床新用》）。

（3）射干15g，水煎后加白糖适量，每日分3次服。或制成水丸，每次4g，每日3次，饭后服。10日为1个疗程。病程长者加川芎9g，赤芍12g；血尿者加仙鹤草、生地黄各15g。李象复用上方治疗乳糜尿104例，痊愈94例，无效10例。（《中药临床新用》）

15. 穿心莲

穿心莲又名一见喜，我国华南、华东等地均有栽培。

【性味功效】味苦，性寒。清热解毒，燥湿。

【临床功用】

（1）本品煎剂对金黄色葡萄球菌、变形杆菌、绿脓杆菌均有抑制作用。对钩端螺旋体敏感，对麻疹病毒有抑制作用。

（2）增强免疫功能。

（3）镇静。

（4）解热。

（5）有强烈、迅速的抗血小板聚集作用。

【常用量】10～20g。

【使用注意】

（1）偶见过敏反应。

（2）孕妇忌用。

16. 重楼

重楼又名蚤休、七叶一枝花、草河车。我国南方各省均有分布。

【性味功效】味苦,性微寒。清热解毒。

【临床功用】

（1）本品对化脓性球菌的抑制力,优于黄连。本品对痢疾杆菌、肠炎杆菌、大肠杆菌、溶血性链球菌、金黄色葡萄球菌、白念珠菌均有抑制作用。其水提物在体外可抑制流感病毒。

（2）有明显的止咳、平喘作用。

（3）止血。

（4）可用于治疗毒蛇咬伤。

【常用量】10～15g。

【使用注意】过量服用,可引起恶心。

【参考方】

将重楼根茎去皮,捣碎磨粉压片,每次 3g,每日 2 次,饭后服。10 天为 1 个疗程,共服 3 个疗程,每疗程间隔停药 3 天。

据报道,用上方治疗慢性气管炎 250 余例,第 1 个疗程治疗 174 例,有效率为 78%;第 2 个疗程治疗 122 例,有效率为 96.7%;全程治疗 92 例,有效率为 97.3%(《中药临床新用》)。

17. 贯众

贯众又名野鸡膀子,产于东北等地。

【性味功效】味苦,性微寒。清热解毒,杀虫,止血。

【临床功用】

（1）实验表明,本品有良好的抗病毒作用,且作用强度与药物浓度成正比。本品对真菌亦有抑制作用。

（2）东北贯众的乙醇提取物对子宫有较强的收缩作用。

（3）有雌激素活性。

（4）止血。

（5）东北贯众有明显的抗早孕作用。

【常用量】5～15g。

【使用注意】东北贯众毒性大,内服可引起胃肠道刺激,严重者可引起呕吐、下泻等。其他品种贯众一般毒副作用较小。

【参考方】

（1）贯众冲剂:将贯众煎3～4小时,取汁过滤,沉淀,浓缩成浸膏,按法制成颗粒冲剂。每人每次服5g,相当于生药9g,每周服2次。(《中药临床新用》预防流感方)

（2）以贯众60g,银花60g,甘草20g。预防儿童上呼吸道感染393例,效果显著。(《中药临床新用》)

18.山豆根

山豆根又名广豆根、苦豆根,主产于广西、广东等地。

【性味功效】味苦,性寒。清热解毒,利咽喉。

【临床功用】

（1）本品对恶性肿瘤有一定的治疗作用。

（2）本品有广谱抗菌作用,对真菌有抑制作用。

（3）平喘。

（4）抗溃疡。

（5）抗心律失常。

【常用量】5～10g。

【注意事项】山豆根用后易致呕吐,但一般剂量(5～10g),仍属安全。

【大剂量应用参考】

（1）心律失常:山豆根40g,龟甲20g,桂枝尖、五味子各12g。水煎服,每日1剂。治疗11例,痊愈7例,好转3例,1例无效。(《湖北中医杂志》)

（2）慢性鼻窦炎:山豆根、鱼腥草各30g,蒲公英20g,金银花、苍耳子、辛夷各15g,黄芩12g,天花粉、桔梗各10g,薄荷、甘草各6g。每日1剂,水煎,分2次饭后服,7天为1个疗程。治疗42例,结果:痊愈20例,好转19例,无效3例。(《河北中医》)

19. 北豆根

北豆根又名蝙蝠葛、野山豆，主产于东北、华北。

【性味功效】味苦，性寒。清热解毒，消肿止痛。

【临床功用】

（1）有明显的抗感染作用。

（2）可明显扩张冠状动脉缓解心肌缺血。有抗心律失常、抗血小板聚集作用。

（3）抑制胃液分泌，抗溃疡。

（4）有镇咳祛痰作用。

【常用量】5～10g。

20. 白头翁

白头翁又名白头公，分布于东北、华北等地。

【性味功效】味苦，性寒。清热解毒，凉血止痢。

【临床功用】

（1）本品煎剂对金黄色葡萄球菌、绿脓杆菌、痢疾杆菌、伤寒杆菌等有明显的抑制作用。对一些皮肤真菌亦有一定的抑制作用。

（2）本品对阴道滴虫有杀灭作用，其煎剂在体内及体外均有明显的抗阿米巴原虫作用。

（3）强心，作用似洋地黄。

【常用量】10～15g。

【使用注意】

白头翁大剂量应用时，具有一定的毒性。

【大剂量应用参考方】

（1）治疗疖痈：白头翁二两（折合 62.5g）。水煎服，每日 1 剂。连服数天，结合常规局部治疗，取得良好的疗效。（《中药大辞典》）

（2）治疗功能失调性子宫出血：白头翁 90g，地榆炭 60g，白糖 60g。将上方加水二斤，煎半小时取汁。再于药渣中加水一斤，煎 20 分钟取汁。两次煎汁混合后加白糖分两次服完。每日 1 剂，分 2 次服。共治疗 106 例，结果:痊愈 69 例,显效 17 例,有效 13 例,无效 7 例。一般连续服药 2~3 剂,即有明显的止血效果。(《湖北中医杂志》)

21. 白花蛇舌草

白花蛇舌草,在我国大部地区均有产。

【性味功效】味苦,性寒。清热解毒。

【临床功用】

(1)抗癌:各种癌症的治疗,多取本药入方中。但应注意其性苦寒。

(2)本品能刺激网状内皮细胞的增生,提高细胞的吞噬功能,提高机体非特异免疫功能以及增强肾上腺皮质功能。

(3)可用于治疗肝炎。

(4)治疗多种感染性疾病:如扁桃体炎、肺炎、腮腺炎等。

【常用量】15~30g。

【大剂量应用参考】

(1)治疗大叶性肺炎:白花蛇舌草 60g,千里光、鱼腥草、穿心莲各 30g,虎杖 21g,黄芩、毛冬青根各 15g,赤芍 18g,归尾、生地黄各 24g,川芎、桃仁各 12g,甘草 9g,水煎 2 次,合并煎液,共 400ml,分 4 次服完,每日 1 剂。共治疗 26 例,结果全部治愈。其中 19 例服药 7 天治愈;5 例在服药 10 天治愈;2 例服药 12 天治愈。(《中华结核和呼吸疾病杂志》)。

(2)治疗萎缩性胃炎:白花蛇舌草 50g,北沙参 15g,麦冬、当归、枸杞子各 10g,生地黄、川楝子各 12g。水煎服,每日 1 剂。共治疗 45 例,结果显效 12 例,有效 30 例,无效 3 例。(《四川中医》)

(3)治疗恶性淋巴瘤:白花蛇草 30~90g,山慈菇、三棱、莪术、炒白术各 15~30g,僵蚕、夏枯草各 30g,昆布、煅牡蛎、煅瓦楞子各 30~60g,炮山甲、黄药子各 9~15g,全蝎(研末服)6~12g,甘草 6g。每日 1 剂,水煎 3 次,分 3 次服。病情稳定后可改汤为蜜丸,以巩固疗效。共治疗 11 例,结果:存活 1 年以内者 2 例;存活 1~2 年者 4 例;存活 2~5 年者 1 例;存活 5~10 年者 2 例;存活 10 年以上者 2 例。(《浙江中医杂志》)

22.四季青

四季青又名野冬青,产于江苏、浙江、广东、广西等地。

【性味功效】味苦涩,性寒。清热解毒、凉血。

【临床功用】

(1)有显著抗感染作用。

(2)本品煎剂对绿脓杆菌、大肠杆菌、枯草杆菌、变形杆菌、金黄色葡萄球菌均有不同程度的抑制作用。

(3)有明显的扩张冠状动脉的作用。

(4)治疗不同面积和深度的烫伤(主要是深Ⅱ度创面)。

【常用量】15～30g。

【参考方】

(1)用四季青叶制成水剂、糖浆等多种剂型,用于不同烧伤创面,能使其迅速结痂,减少渗出,控制感染,可防止休克各早期败血症,促进愈合,缩短疗程。对浅Ⅱ度烧伤:使用四季青水剂涂布或喷雾,亦可用Ⅰ号乳剂加压包扎于创面,在2～3小时内迅速结成褐色痂膜,1周左右痂下开始表皮新生。随着痂膜逐步脱落,创面痊愈。即使少数患者痂膜下出现稀薄脓性分泌物,如及时除去痂膜进行引流,并反复涂布或喷雾药物,一般也能在1～2周内表皮新生,创面愈合。对深Ⅱ度烧伤:用四季青水剂涂布后暴露,一般在2小时后形成痂膜。(《现代中药药理与临床》)

(2)治疗上呼吸道感染高热患者用药1～2天后,热退可恢复正常。治疗急、慢性支气管炎可用四季青60g,大青叶90g,水煎服浓缩至90ml,为成人1天量,分2次口服,对慢性支气管炎、肺结核合并急性气管炎等也能较好控制。(《现代中药药理与临床》)

23.半枝莲

半枝莲又名并头草,产于浙江、江苏、广东、四川等地。

【性味功效】味辛苦,性寒。清热解毒,行气利尿。

【临床功用】

(1)抗癌:曾被作为抗癌中药,用于肺癌、食管癌、胃癌、子宫癌等治疗。

（2）本品对金黄色葡萄球菌、绿脓杆菌、痢疾杆菌、伤寒杆菌有抑制作用。

（3）本品所含汉黄芩素与黄芩苷有抗感染活性。

（4）水煎剂有解热作用。

（5）半枝莲可抑制乙肝病毒。

【常用量】15～20g。

【大剂量应用参考】

20 例脾胃虚寒的癌症患者口服四君子汤加半枝莲 120g，水煎服，每日 1 剂，共 10 天。用药前后观察患者肝、肾功能及免疫球蛋白等指标未发现异常改变。(《中医药学报》)

24. 虎杖

虎杖又名土大黄，我国大部分地区多产。

【性味功效】味苦，性微寒。利湿退黄，清热解毒。

【临床功用】

（1）虎杖煎剂能促进肝细胞的修复再生及减轻炎症，使肝功能恢复正常，黄疸消除。

（2）本品煎剂内服、外用，均有止血作用。

（3）有止咳祛痰平喘作用。

（4）有泻下作用。

（5）有改善微循环，扩张细动脉作用。

（6）虎杖煎剂在体外对金黄色葡萄球菌、溶血性链球菌、大肠杆菌、变形杆菌等均有抑制作用。

（7）虎杖煎剂对单纯疱疹病毒等有抑制作用。20% 的虎杖煎液对乙型肝炎抗原有明显的降低作用。

【常用量】10～30g。

【使用注意】孕妇忌服本品。

【参考方】

（1）上消化道出血：虎杖粉 4g 口服，每日 2～3 次。(《中药临床新用》)

（2）霉菌性阴道炎：用虎杖煎剂坐浴对该病有良好疗效。（《中药临床新用》）

（3）虎杖 60g，鱼腥草 30g，大青叶 30g，瓜蒌仁 15g，水煎服，每日 1 剂，分 2 次服，热退后药量可酌减。刘国普用上方治疗大叶性肺炎 15 例，全部治愈。一般 1～3 天体温降到正常，6～9 天肺部阴影消失。（《中药临床新用》）

25. 金荞麦

金荞麦又名野荞麦，产于长江流域以南各地。

【性味功效】味涩微辛，性凉。清热解毒，排脓散瘀，祛风除湿。

【临床功用】

（1）本品对金黄色葡萄球菌、肺炎链球菌、大肠杆菌、绿脓杆菌等均有抑制作用。

（2）抗过敏。

（3）解热。

（4）有祛痰、镇咳作用。

（5）有抗血小板聚集作用，且随剂量加大而作用加强。

【常用量】15～30g。

26. 白鲜皮

白鲜皮又名八股牛，产于我国山区。

【性味功效】味苦，性寒。清热解毒，除湿祛风。

【临床功用】

（1）有发汗解热作用。

（2）本品有抗过敏作用，可用于治疗荨麻疹等过敏性疾病。

（3）本品水浸剂对部分皮肤真菌有抑制作用。

（4）对血管有收缩作用，能使心肌收缩力增强，能兴奋子宫孕滑肌。

【常用量】10～15g。

【参考方——笔者方】

（1）疥癣湿疮：白鲜皮、苦参、薄荷、茵陈各 30g，水煎服。

（2）荨麻疹：白鲜皮、甘草、牡蛎、防风、乌梅各 30g，水煎服。

27. 白英

白英又名白毛藤，主产于甘肃、陕西等地。

【性味功效】味甘，性寒。清热解毒，利湿。

【临床功用】

（1）抗肿瘤：现代药理研究表明，白英对人体所患多种癌症均有抑制作用。

（2）抗菌：本品对金黄色葡萄球菌、绿脓杆菌等均有显著的抑制作用。

【常用量】20～30g。

28. 喜树

喜树又名张木、小桐树、旱莲木，在我国湖北、湖南、安徽、云南等地均产。

【性味功效】味苦，性寒。清热解毒。

【临床功用】

（1）抗早孕。

（2）抗癌：本品多用于治疗胃癌、结肠癌、直肠癌、食管癌等。

（3）银屑病：以20%喜树果膏外涂，或用其乙醇浸剂外涂，可使银屑病皮损消退。

【常用量】果实5～10g；根皮10～15g。

29. 青天葵

青天葵产于南方各地。

【性味功效】味甘，性寒。清热解毒，润肺止咳。

【临床功用】

此药是王二虎教授治肺癌常用之药。王教授认为，其祛痰之力大于贝母，平喘之力胜于麻黄，镇咳之效强于款冬花。

【常用量】10～30g。

六、清热凉血药

1. 牡丹皮

牡丹皮又名牡丹、粉丹皮，主产于安徽、山东等地。

【性味功效】味苦、辛,性微寒。清热凉血、活血散瘀。

【临床功用】

(1)解热降温:解热作用明显,降温作用较弱。

(2)抗菌:牡丹皮提取物于体外对金黄色葡萄球菌、枯草杆菌、大肠杆菌、伤寒杆菌、副伤寒杆菌等均有一定的抑制作用。对皮肤真菌也有一定的抑制作用。

(3)抗肿瘤及抗癫痫。

(4)镇静、镇痛。

【常用量】5~15g。

【使用注意】孕妇及月经过多者不宜用。

【大剂量应用参考】

血小板减少性紫癜方:牡丹皮 30g,生地黄 15g,当归 12g,赤芍、白芍、丹参、阿胶和鹿角胶各 10g。每日 1 剂,分 3 次服,4 剂为 1 个疗程。鼻衄加茅根 20g,藕节 5 个,血余炭 3g;齿衄加生石膏 30g,知母 10g,血余炭 3g;眼结膜出血加山栀 3g,女贞子 10g,旱莲草 10g,血余炭 3g;便血加槐花炭 10g,地榆炭 10g;尿血加黄柏、知母、侧柏炭各 10g,血余炭 3g。

2. 紫草

紫草又名紫丹,产于辽宁、湖北、湖南、新疆等地。

【性味功效】味甘,性寒。凉血、解毒、止血、透疹。

【临床功用】

(1)有抗感染作用。

(2)有和缓的解热作用。

(3)体外实验证明,2.5%紫草醇溶液对金黄色葡萄球菌、绿脓杆菌、大肠杆菌、痢疾杆菌、枯草杆菌有显著的抑制作用。对部分真菌亦有一定的抑制作用。新疆产的紫草抗菌作用相对较强。

(4)本品对流感病毒、单纯疱疹病毒、麻疹病毒均有一定抑制作用。

(5)强心作用。

(6)抗变态反应。

（7）可止血。

【常用量】10～20g。

【大剂量应用参考】

（1）吴士新等治疗过敏性紫癜，以紫草90～150g水煎外洗，且以紫草30～45g，水煎内服，取得佳效。

（2）治疗过敏性紫癜，紫草50g，生地黄30g，赤芍20g，茜草20g，牡丹皮15g，丹参20g，甘草20g。每日1剂，水煎服。治疗30例，痊愈27例，无效3例。(《辽宁中医杂志》)

3. 生地黄

生地黄，主产于四川、河北、河南、陕西等地。

【性味功效】味甘苦，性寒。清热凉血，养阴生津。

【临床功用】

（1）清热。

（2）本品能纠正甲状腺功能亢进症患者血浆中T3、T4的浓度。

（3）强心，利尿。

（4）止血。炒炭后止血作用加强。

（5）本品含有多种微量元素，是补体液的主要用药之一。

【常用量】20～30g。

【使用注意】大剂量应用有缓泻作用。

【大剂量应用参考】

（1）治疗室性早搏：生地黄250g，麦门冬45g，桂枝45g，党参30g，火麻仁60g，炙甘草60g，生姜45g，大枣30g，阿胶30g(烊化)。以水1 600ml，清酒1 400ml，文火久煎。取汁600ml，分3次服，每日1剂。(《医林掇英》)

（2）治疗湿疹、荨麻疹等：取生地黄90g，加水1 000ml，煎煮1小时，过滤出约300ml，1～2次服完。儿童剂量用成人剂量的1/6～1/3，采取间隔服药法，即每次连续服药3日，共服4次。第1次服药后休药3日，第2次休药7日，第3次休药14日，共计36天，12个服药日为1个疗程。共治疗37例，结果28例痊愈，显著进步3例。进步5例，无效1例。(《中药大辞典》)

（3）陈泽霖教授治疗红斑狼疮，善用生地黄，用量较大，一般用90~120g，配合山药 15g，甘草 9g，以减少生地黄引起腹泻的不良反应。（《中医杂志》）

4. 白薇

白薇又名白马薇、白幕。我国南北各地均有分布。

【性味功效】味苦咸，性寒。清热凉血，利水通淋，解毒疗疮。

【临床功用】

（1）有祛痰作用，且平喘作用明显。

（2）有显著的解热作用。

（3）有强心作用。

（4）有利尿作用。

（5）有明显的抗感染作用。

【常用量】5~10g。

5. 玄参

玄参又名黑参，主产于陕西、福建等地。

【性味功效】味甘苦咸，性微寒。清热养阴，解热散结。

【临床功用】

（1）抗血小板聚集。

（2）扩张血管，显著增加冠状动脉血流量。小剂量有轻度强心作用，大剂量使用心脏呈中毒状态。

（3）北玄参的醇提取液有很好的退热作用。

（4）有恢复肾功能作用，消除蛋白尿。

（5）镇静、镇痛。

【常用量】10~15g。

【大剂量应用参考】

（1）现代名中医王景春提倡大剂量应用有清热凉血作用的玄参，每剂常用至 50g。超大剂量的玄参对消除局部红肿，促进伤口愈合有良好的作用。玄参临床应用安全性高，一般以每日 30~50g 为宜。

（2）玄参、银花各 90g，当归 60g，甘草 24g，生地龙 15g，红花 12g，蒲公英 20g，全蝎 9g，穿山甲 15g，以大量丝瓜络煎汤代水煎药。据报道，用上方治疗血栓性脉管炎坏死期（热毒内蕴型）有较好疗效。(《中药临床新用》)

6. 水牛角

水牛角又名广角，主产于我国南方。

【性味功效】味苦，性寒。清热解毒，凉血定惊。

【临床功用】

（1）水牛角代用：由于犀牛角禁用，而水牛角又与犀牛角有相似之功，如强心、镇静等，故常用来代犀牛角而用之于临床。

（2）有镇静、抗惊厥作用。

（3）止血：本品可增加血小板计数、缩短凝血时间，并降低毛细血管的通透性。

【常用量】15～30g。

【参考方——笔者方】

（1）过敏性紫癜：水牛角 50g，大枣 50g，甘草 60g，生地黄 50g，乌梅 50g，水煎服，每日 1 剂。

（2）血小板减少性紫癜：水牛角丝 30～50g，旱莲草 30g，龙骨 50g，白芍 30g，牡丹皮 20g，水煎服，每日 1 剂。

7. 赤芍

赤芍又名草芍药。我国山区多产。

【性味功效】味苦，性微寒。活血祛瘀，凉血。

【临床功用】

（1）抗心肌缺血：赤芍有较强的钙通道阻滞作用，所含赤芍苷、芍药苷等均有抗张血管，增加冠状动脉流量及心肌营养血流量的作用。

（2）活血化瘀：实验证明，本品有抑制血小板聚集，抗血栓形成，明显抗凝血作用。

（3）有降压、解痉、明显抗感染、抗溃疡作用。

（4）本品有防治动脉粥样硬化的作用。

（5）镇静、镇痛。

【常用量】15～30g。

【使用注意】本品反藜芦。

【大剂量应用参考】

（1）据报道，治疗冠心病、心绞痛：取赤芍1 000g，加水4 000ml，煎成药液2 000ml，再浓缩至1 000ml，使每毫升含生药1g。每日口服3次，每次40ml，赤芍实际用量为每日120g，5周为1个疗程，连续用药2个疗程。共治疗125例，其中心绞痛近期控制72例，近期改善18例；心慌气短近期控制83例，改善19例。

（2）据报道，治疗重症肝炎凝血酶原时间延长：赤芍、生地黄各90g，白术、黄芪各20g，丹皮、郁金、柴胡、茯苓各10g，枳壳5g，益母草120g，大黄15g，每日1剂，煎服2次。视病情轻重可连续服10～30剂。共治疗35例，结果显效24例，好转6例，无效5例。

（3）据报道，治疗慢性肝炎纤维化：赤芍60g，丹参30g，葛根30g。每日1剂，分2次服，每周6剂，3个月为1个疗程。

七、退虚热药

退虚热药对应阴虚内热证之发热。

1. 青蒿

青蒿又名臭蒿、香蒿，分布于全国各地。

【性味功效】味苦辛，性寒。退虚热，凉血解暑，截疟。

【临床功用】

（1）解热。据报道，其效比柴胡为优。

（2）抗痢疾。

（3）本品对流感病毒、登革病毒、腮腺病毒等有抑制作用。

（4）本品有抗过敏作用，故可用于治疗荨麻疹、皮肤瘙痒、神经性皮炎等。

（5）本品有免疫抑制作用，故可以用于治疗盘状红斑狼疮。

【常用量】10～15g。抗疟：20～40g。

【参考方】

（1）治疗夏季感冒，可用青蒿 15～30g，水煎服。

（2）青蒿 20～25g，每日 1 剂，水煎，分 3 次温服（过热易致恶心呕吐），至体温恢复正常，消化道症状消失即停药。张吉顺用上方与消化酶、维生素 B 对照治疗小儿秋季腹泻 17 例，全部治愈。

（3）青蒿浸膏片：每片 0.3g，约含青蒿生药 1g，每日 30～45 片，分 2～3 次口服。青蒿素：口服每日 0.3g 渐增至 0.4～0.9g，3 日为 1 个疗程。

庄国康等用上方治疗盘状红斑狼疮 50 例，缓解和基本缓解 30 例，有效 15 例，无效 5 例。

2．石斛

石斛又名吊兰，主产于四川、贵州、云南等地。

【性味功效】味甘，性微寒。养胃生津，养阴清热。

【临床功效】

（1）解热：有一定的解热、镇痛作用。

（2）石斛能促进胃液分泌，增强胃肠蠕动而助消化。

（3）有降血糖作用。

（4）能改善甲亢患者的阴虚症状。

（5）有抗衰老、益寿延年的作用。

（6）有补充体液的作用，可用于热病后期的治疗。

【常用量】10～20g。

【参考方——笔者方】

（1）热病体液亏虚：生地黄 50g，天冬 50g，石斛 50g，山楂 50g，水煎服。

（2）糖尿病：石斛 50g，山茱萸 60g，黄精 30g，水煎服。

3．地骨皮

地骨皮又名枸杞根，主产于宁夏、河北等地。

【性味功效】味甘淡，微苦，性寒。凉血，退虚热。

【临床功用】降低热，降血脂、降血压、降血糖，抗过敏，兴奋子宫。

【常用量】10～20g。

【参考方】

（1）地骨皮 60g 加水 3 碗煎至 1 碗，煎好后加少量白糖或加猪肉煎煮服。隔日 1 剂，服 5 剂为 1 个疗程。必要时加服第 2、3 个疗程。

罗耀明用上方治疗原发性高血压 50 例，显效 20 例，有效 27 例，无效 3 例。服本药 1 个疗程血压下降，多数能维持 2～3 周。有少数需加服第 2～3 个疗程，能维持数月至数年。

（2）地骨皮 30g，乌梅 15g，公丁香 3g，白芍 12g。痒甚加徐长卿、夜交藤各 30g，水煎，每日服 1 剂，一般 5～7 剂。用上方治皮肤划痕症 50 例，有效率达 84%。

（3）地骨皮 50g，徐长卿 25g，水煎内服治疗慢性荨麻疹、药疹、过敏性紫癜、接触性皮炎等均取得一定疗效。地骨皮是一种有效的抗过敏药物，对皮肤黏膜的过敏性损害较对内脏过敏性损害效果明显。(《中药临床新用》)

（4）本品毒性极低，安全性高，临床治疗虚热时可用超大剂量，剂量以每日 30～100g 为宜。

4．银柴胡

银柴胡又名土参、沙参儿，主产于我国南北部等地。

【性味功效】味甘，性微寒。退虚热，清疳热。

【临床功用】

（1）解热，但据报道 2 年生以下的银柴胡无此作用。

（2）抗感染。

（3）降血脂。

【常用量】5～10g。

八、清热燥湿药

清热燥湿药对应湿热证。

1．黄柏

黄柏又名黄玻璃树皮，主产于四川、东北等区。

【性味功效】味苦，性寒。清热燥湿，泻火除蒸。

【临床功用】

（1）本品含小檗碱，有广谱抗菌作用。

（2）抗心律失常。

（3）降血糖。

（4）解热。

【常用量】10～20g。

【临床功用参考】

（1）刘某，女，3岁，1983年3月5日诊。左耳道流脓已1年，曾用药治疗，但遇感冒则复发。即取黄柏30g，加水250ml，慢火浓煎半小时。滤去渣，浓缩至20ml。先用过氧化氢将患耳道脓液洗净拭干后滴入上药；每次2～3滴，每天3次。治疗2天，脓净痛止，再治3天痊愈。追访2年余，未复发。(《四川中医》)

（2）程某，男，40岁，1993年7月1日初诊。患者述其双下肢红丘疹渗液、糜烂半月余，经用多种药物无效。查双下肢小腿外侧各有一约5cm×3cm的溃疡面渗出黄黏水，余处亦有散在红丘疹，均瘙痒难忍。诊为小腿湿疹。药用黄柏120g，煎取药液100ml，湿敷患处，每次10分钟，每日4次。3日后渗水减少，瘙痒大减，又继用3日后，渗液基本消失而结痂痊愈。对个别散在皮损用黄柏研为细面，香油调涂而很快痒止疹消。(《吉林中医药》)

2. 黄芩

黄芩又名子芩、条芩，主产于河北、内蒙古等地。

【性味功效】味苦性寒。清热燥湿，泻火解毒。

【临床功用】

（1）本品煎剂对金黄色葡萄球菌、霍乱弧菌、痢疾杆菌、白喉杆菌、绿脓杆菌、钩端螺旋体均有抑制作用，能抑制疟原虫及阿米巴原虫。

（2）黄芩苷能减轻内毒素对内皮细胞膜结构的损伤作用，尤其对细胞连接的保护作用较为明显。

（3）平喘。

（4）解热。

（5）安定，镇静。

（6）抗变态反应。

【常用量】10～20g。

【大剂量应用参考】

（1）李时珍治骨蒸发热病例，善用黄芩，以单味黄芩一两（折合37.3g），水二盅煎一盅顿服，取得较好的退热止咳之功。（《医学衷中参西录》）

（2）已故湖北名医洪子云教授，治疗老年性慢性支气管炎合并肺部感染者，常在茯苓四逆汤合并生脉散的基础上，另以黄芩45g浓煎兑服，疗效非常好。

3. 黄连

黄连又名川连、鸡爪连、雅连、云连，主产于四川、湖北、云南等地。

【性味功效】味苦，性寒。清热泻火。

【临床功用】

（1）本品有钙离子拮抗作用，故有扩张血管、降血压、抗心律失常等作用。

（2）本品含大量小檗碱，有广谱抗菌作用，对金黄色葡萄球菌、肺炎链球菌、痢疾杆菌有强大的抗菌作用。对百日咳杆菌也有显著的抑制作用。

（3）黄连煎剂对阴道滴虫有杀灭作用且有抗疟原虫作用，并抗幽门螺杆菌。

（4）黄连主要成分黄连素，具有清热解毒的作用。

（5）本品能抑制胃酸分泌，促进溃疡愈合。

【常用量】5～10g。

【大剂量应用参考】

（1）治伤寒后，下利脓血：黄连四两，黄柏二两，山栀十四枚，阿胶一两，先煎三药取汁，下阿胶烊化服。（《外台秘要》柏皮汤）

（2）治三焦热盛，大热烦狂，口燥咽干，错语不眠，或吐衄发斑，痈肿疔毒，舌红苔黄，脉数有力：黄连三两，黄柏、黄芩各二两，栀子十四枚。水煎，分两次服。（《外台秘要》引崔氏黄连解毒汤）

（3）治疗室性早搏：黄连30g，温水300ml，文火煎20分钟后，过滤留药液100ml，一次口服，每天2次。可加适量食糖，调适口味，最少服药1天，最多服药18天。服中药期间停用其他抗心律失常药。(《实用中西医结合杂志》)

黄连为临床上常用中药，因其味极苦，超大剂量应用可能有消化道反应。超大剂量应用对心律失常、喘咳等病症的治疗，可以起到显著疗效，剂量以每日20～30g为宜。

【笔者经验】

大剂量应用黄连，当用倍量于黄连之甘草，可明显减轻其苦寒之性。

4．苦参

苦参又名苦骨、牛参，全国各地均产。

【性味功效】味苦，性寒。清热燥湿，祛风杀虫，利水通淋。

【临床功用】

（1）本品煎剂对金黄色葡萄球菌、痢疾杆菌、结核分枝杆菌、绿脓杆菌等均有抑制作用。

（2）强心、扩张冠状动脉、抗心律失常。

（3）平喘，祛痰。

（4）利尿。

（5）解热。据报道，用苦参15～20g治疗多种原因不明之发热62例，收效甚佳。

（6）抗过敏。

【常用量】10～15g。

【大剂量应用参考】

陆书诚介绍，以苦参为主，内服治疗湿疹，用量一般为62.5g，最多可用至125g，临床疗效非常显著，且大剂量疗效比小剂量疗效要好。(《广西卫生》)

【笔者经验】

苦参虽毒性较低，大剂量应用时，个别患者可能出现消化道反应，应用时可加等剂量之甘草或炙甘草,不但可减轻其不良反应,其效更佳。

5. 秦皮

秦皮又名北秦皮、蜡树皮,产于吉林、辽宁、河北等地。

【性味功效】味苦涩,性寒。清热燥湿,收涩止痢。

【临床功用】

(1)本品对痢疾杆菌有强大的抑制作用,对伤寒杆菌、肺炎链球菌及部分真菌有抑制作用。秦皮制剂对阿米巴原虫有杀灭作用。

(2)本品对实验性关节炎有抗感染作用,但其效不如水杨酸。

(3)镇痛、镇静。

(4)本品有镇咳、祛痰、平喘作用,可用于治疗急、慢性气管炎。

【常用量】15～20g。

6. 龙胆草

龙胆草又名龙胆,我国各地均有分布。

【性味功效】味苦,性寒。清热燥湿,泻肝火。

【临床功用】

(1)抗感染。

(2)本品对脑膜炎奈瑟菌有抑制作用。

(3)保肝利胆。

【常用量】5～10g。

【使用注意】用量过大可刺激胃壁,引起恶心、呕吐。

【参考方】

(1)龙胆草6g,黄芩9g,炒苡仁12g,赤芍9g,丹皮9g,茺蔚子9g,防风9g,羌活9g,地肤子6g,蝉蜕6g,水煎服,每日1剂,15日为1个疗程。刘晓峰等报道用上方治疗卡他性结膜炎36例,治愈7例,显效10例,有效6例,无效3例。

(2)徐某,27岁。外阴部瘙痒1年余,曾用西药疗效欠佳。后经用龙胆草100g,煎水洗,第1个疗程好转,第2个疗程痊愈。至今未见复发。(《广西中医药》)

7. 三颗针

三颗针又名小檗、刺黄连、刺黄柏, 主产于湖北、四川、云南等地。

【性味功效】味苦, 性寒。清热燥湿, 泻火解毒。

【临床功用】

（1）本品对大肠杆菌、金黄色葡萄球菌有抑制作用。

（2）抗心律失常。

（3）改善冠状动脉供血, 缓解心肌缺血。

（4）降血压。

（5）能抑制血小板聚集, 抗血栓形成。

【常用量】10～15g。

第三节　补气药

平性补气药对应气虚证, 凡气虚证皆可用。

1. 甘草

甘草主产于内蒙古、山西、甘肃、新疆等地。

【性味功效】味甘, 性平。补气益中, 清热解毒, 缓急止痛, 缓和药性, 祛痰止咳。

【临床功用】

（1）解痉: 甘草浸膏能缓解胃肠平滑肌痉挛。

（2）制酸: 本品能吸附胃酸, 降低胃酸浓度和胃蛋白酶的活性。

（3）抗病毒: 本品对部分病毒有抑制作用, 其作用机制与甘草酸诱导体内 T 淋巴细胞产生 γ 干扰素有关。

（4）保肝利胆, 降血脂。

（5）甘草提取物有雌激素样作用。

（6）抗过敏。

（7）抗心律不齐。

（8）抗利尿。

（9）镇静、镇痛。

（10）镇咳、祛痰。

【常用量】5～10g。

【使用注意】

（1）清火宜生用，补中宜炙用。

（2）反大戟、芫花、甘遂、海藻。

（3）内服大剂量的甘草，易引起水肿、高血压、低血钾等。

【大剂量应用参考】

（1）治疗早搏：炙甘草 40～60g，黄芪、党参各 30～40g，酸枣仁、丹参、麦冬各 20～30g，火麻仁、阿胶、生地黄各 15～20g，薤白、桂枝各 9～12g，大枣 10～15 枚，生姜 6～9g。水煎服，每日 1 剂。治疗 105 例，显效 86 例，有效 16 例，无效 3 例。（《浙江中医杂志》）

（2）治疗心律失常：炙甘草 150g，阿胶 50g，人参 45g，生地黄 250g，桂枝 60g，麦冬 150g，麻仁 30g，大枣 12 枚。阿胶烊化后兑服，其余药物混合后加温水 1 500ml，市售黄酒 500ml，浸泡 30 分钟后，文火煎煮 25 分钟，两煎共得药汁 250ml，分 3 次服完，每日 1 剂。（《古今中药超大剂量应用集萃》）

（3）甘草为临床上最常用中药之一，毒性比较低。临床用于治疗痛症、心悸、各类中毒症时，可以超大剂量应用，剂量一般以 30～60g 为宜。但临床大剂量或小剂量长期服用，约有 20% 患者可能出现水肿、四肢无力、痉挛麻木、血压升高、低血钾等不良反应。因此，治疗过程中应该注意用药时间不能太长，中病即止；治疗过程中应该注意补钾；肾性高血压、低血钾症患者慎用或禁用。（《现代临床中药学》）。

2. 山药

山药又名薯蓣、怀山药。

【性味功效】味甘，性平。补脾养胃，生津益肺，补肾涩精。

【临床功用】

（1）本品能增强免疫功能。

（2）促进伤口愈合。

（3）抗衰老。

（4）降血糖。

（5）山药所含淀粉酶，能刺激胃肠运动，促进肠内容物排空，有助于消化。

（6）促进胃液分泌。

【常用量】15～30g。

【大剂量应用参考】

（1）张锡纯擅长超大剂量应用山药，提倡该药宜生用，不宜炒用，一般用一两，最多用至六两（折合223.8g）。亦有两日用山药达十八两（折合671.4g）的病案记录。（《医学衷中参西录》）

（2）治疗老年顽固性带下：炒山药90g，黄芪、续断、炒白术、茯苓各25g，柴胡、巴戟肉、车前子、枳壳、木香、当归、乌贼骨各10g，干姜8g，炒麦芽30g，芡实12g。水煎服，每日1剂。（《新中医》）

3. 党参

党参又名野台党、潞党、口党，主产于河北、山西等地。

【性味功效】味甘，性平。补中益气，健脾益肺。

【临床功用】

（1）有兴奋中枢神经的作用。

（2）党参煎剂能改善造血功能，可使红细胞增加，促进红细胞生长。

（3）党参煎剂对实验性胃溃疡有明显的预防保护及促进溃疡愈合的作用。

（4）党参煎剂可以改善和增进学习记忆过程。

（5）本药可抑制血小板聚集，且有抗心肌缺血作用。

（6）升高血糖。

【常用量】15～30g。

【大剂量应用参考】

（1）治疗风湿性心脏病二尖瓣闭锁不全，心房纤维颤动：党参62g，附子 31g（久煎），白术 15g，茯苓 15g，生地黄、黄芪各 62g，麦门冬、五味子各 15g，玉竹 9g，生龙骨 31g，炙鳖甲 31g，白芍 15g，炙甘草 9g，生姜 3 片。水煎服，每日 1 剂。（《中医杂志》）

（2）治疗崩漏：党参、黄芪各 60g，炒升麻、益母草各 30g，柴胡 9g，独活 6g，桔梗、血余炭各 10g。水煎服，每日 1 剂。共治疗 50 例，结果治愈 23 例，显效 13 例，有效 9 例，无效 5 例。（《陕西中医》）

（3）治疗消化性溃疡：党参、黄芪各 60g，白及、白芍各 45g，茯苓、何首乌、鱼腥草各 21g，山药、黄精各 24g，仙灵脾、熟地黄各 18g，枸杞子、丹参各 27g，煅瓦楞子、白花蛇舌草各 30g，鸡血藤 15g，田七 9g。每日 1 剂，水煎服。（《湖北中医杂志》）

（4）治疗白细胞减少症：潞党参 50g，炙黄芪、鸡血藤各 25g，炒白术、龟甲胶、阿胶各 15g，全当归、炙甘草各 10g，枸杞子 20g，骨碎补 12g。水煎服，每日 1 剂。共治疗 32 例，结果治愈 26 例，有效 2 例，无效 4 例。（《浙江中医杂志》）

4．黄精

黄精主产于河南、内蒙古、山东、四川等地。

【性味功效】味甘，性平。润肺燥，补脾气。

【临床功用】

（1）降低血糖。

（2）增加冠状动脉血流量。

（3）降血脂，抗动脉粥样硬化。

（4）黄精具有抑制肾上腺皮质功能的作用。

【常用量】10～20g。

【参考方——笔者方】

（1）冠心病：黄精 50g，川芎 30g，葛根 50g，瓜蒌皮 30g，莱菔子 15g，水煎服。

（2）窦性心动过缓：黄精 50g，仙茅 20g，款冬花 10g，补骨脂 30g，制附子 15g，水煎服。

5. 太子参

太子参又名孩儿参、童参,主产于江苏、安徽、山东等地。

【性味功效】味甘苦,性凉。补气、生津。

【临床功用】

（1）助消化。

（2）适当剂量对中枢系统有兴奋作用;大剂量则具有镇静作用。

（3）补体液。

（4）改善造血功能。

【常用量】10～30g。

6. 西洋参

西洋参在我国黑龙江、吉林等地有栽培。

【性味功效】味甘微苦,性凉。补气益阴,清虚火,生津止渴。

【临床功用】

（1）抗心律失常、抗心肌缺血、抗病毒。

（2）增强记忆力,增强免疫功能。

（3）降血脂。

（4）补体液。

【常用量】10～15g。

【使用注意】本品反藜芦。

7. 白术

白术又名于术,主产于浙江、湖北、湖南、江西、福建等地。

【性味功效】味甘苦,性温。补脾益气,燥湿利水,固表止汗,安胎。

【临床功用】

（1）白术有明显而持久的利尿作用,且利胆。

（2）白术能增强网状内皮系统的吞噬功能。

（3）抗凝血、抗肝损伤。

（4）白术可抑制子宫平滑肌收缩,故有安胎作用。

（5）本品有助消化作用,大剂量应用,可治疗便秘。

（6）本品有降血脂作用，大剂量应用有降血压作用。

【常用量】10～20g。

【大剂量应用参考】

（1）治小腹痛，漫肿坚硬疼痛，皮色不变，有热渐红或无热不红：白术、金银花各三两，茯苓、肉桂各三钱，附子二钱，当归二两，蛇床子五钱。水煎服。（《疡医大全》辟寒救腹丹）

（2）上海名医顾丕荣治疗肝病，擅长超大剂量应用白术。当白术用于实脾时，小剂量用15～30g，中剂量用30～60g，而大剂量用60～100g；用于肝硬化腹水时，取白术健脾行气利水之功，剂量常用30～60g。（《肝炎肝硬化专辑》）

（3）名医魏龙骧治疗便秘提倡超大剂量应用白术，取其运脾通便之功，单用或配伍升麻、生地黄应用，剂量用60g，均取得良好的疗效。（《中医药学报》）

（4）治疗胃柿石合并急性胃翻转：生白术60g，枳实15g，川朴、郁金各12g，香附、苏梗各10g，当归、火麻仁各15g。水煎服，每日1剂。（《中医药学报》）

（5）治疗腰痛：白术40～120g，薏米30～90g，川续断20g，桑寄生20g。水煎服，每日1剂。共治疗50例，治愈42例，显效4例，有效3例，无效1例。（《陕西中医》）

8．人参

人参主产于黑龙江、吉林、辽宁等地。

【性味功效】味甘微苦，性温。大补元气，补脾益气生津，宁神益智。

【临床功用】

（1）人参不仅能加强兴奋过程，也能影响抑制过程。但有人认为其增强兴奋过程作用较为显著。大剂量能改善睡眠和情绪，呈镇静作用。

（2）人参不仅能增强吞噬细胞的吞噬功能，还能促进淋巴细胞的转化和抗体生成。

（3）降血脂、降血糖。

（4）改善脑功能，提高记忆力。

（5）增强性功能、造血功能，促进蛋白质合成，促进代谢。

（6）适量、小剂量人参能使心脉收缩力加强，心率显著增加，与强心苷作用相似；大剂量则抑制心脉收缩力。

【常用量】10～15g。

【使用注意】人参反藜芦。

9. 大枣

大枣主产于河北、河南、山东一带。

【性味功效】味甘，性温。养血安神，缓和药性。

【临床功用】

（1）本品含有多种氨基酸，有强壮作用。

（2）升高血小板。

（3）本品能降低血清总胆固醇、低密度脂蛋白，从而预防动脉粥样硬化。

（4）增强免疫功能。

（5）抗变态反应。

【常用量】10～30枚。宜剖开煎。

【参考方——笔者方】

（1）过敏性紫癜：大枣50g，茯苓50～100g，甘草50～100g，乌梅50g，熟地黄30g，白茅根50g，水煎服。

（2）水肿：大枣50枚，白术40g，茯苓50g，桂枝30g，水煎服。

（3）久泻：大枣50g，山药100g，金樱子30g，麦芽100g，水煎服。

10. 冬虫夏草

冬虫夏草又名虫草、冬虫草，主产于四川、西藏等地。

【性味功效】味甘，性温。补肾，止喘嗽。

【临床功用】

（1）本品能促进肾小管的再生修复。

（2）镇静、催眠。

（3）平喘。

（4）本品能增强肾上腺皮质激素的合成与分泌。

（5）本品能松弛子宫平滑肌。

【常用量】研末服，每次 3g，每日 2～3 次。

11. 龙眼肉

龙眼肉又名桂圆肉，主产于广东、福建、台湾、广西等地。

【性味功效】味甘，性温。养血安神，补益心脾。

【临床功用】本品抗焦虑，也是具有前景的抗衰老食品。

【常用量】10～20g。

12. 黄芪

黄芪主产于吉林、河北、山西等地。

【性味功效】味甘，性微温。补气升阳，益气固表，消肿利水，托毒生肌。

【临床功用】

（1）加强代谢：提高细胞的生命力和抵抗力。

（2）调节免疫：免疫反应偏低时，黄芪可使之升高；免疫偏高时，可使之降低。

（3）造血：黄芪能刺激造血系统，增加红细胞、白细胞数量，升高血红蛋白，对化疗、放疗所致的白细胞和血小板减少有治疗作用。

（4）强心。

（5）扩张血管，降血压。

（6）利尿：研究表明，口服黄芪煎剂 0.2g/kg（相当生药），可产生显著的利尿作用。黄芪扩张血管，增加肾血流量的作用，可能与其利尿作用有关。

（7）保肝：可促进肝细胞再生。

（8）改善肾功能：口服黄芪粉能加速蛋白尿消失。

（9）活血：抑制血小板聚集，舒张末梢血管，降低毛细血管的通透性。

（10）止汗：能抑制汗腺分泌而有止汗作用。

（11）本品有类似肾上腺皮质激素样的作用，有性激素样作用，能促进男女性腺功能。

【常用量】20～30g。

【大剂量应用参考】

（1）岳美中名老中医治疗鹤膝风的名方四神煎，便是以黄芪为主药，每剂剂量用至 240g，其余 3 味——远志、石斛、川牛膝均用超大剂量，分别是 90g、120g、90g。且煎至 1 碗后，一次顿服，效果非常好，也未见有不良反应。（《岳美中医话集》）

（2）治疗虚性疮疡：黄芪 250g，当归 25g，蒲公英 30g。每日 1 剂，水煎服。（《吉林中医药》）

（3）治疗外伤性颅内血肿：生黄芪 60～120g，当归、生薏苡仁、郁金各 15g，石决明、丹参各 30g，天麻、制大黄各 10g。水煎服，1 剂 1 日内分 2 次服完。治疗 10 例，结果全部患者服药 2～3 天后自觉症状减轻，1 周后视乳头水肿消退，神经系统阳性体征消失。治疗 20～25 天后复查 CT，发现血肿全部吸收。（《浙江中医杂志》）

13．灵芝

灵芝又名菌芝、灵芝草、野生或人工培养。

【性味功效】味甘，性温。补气安神，止咳平喘。

【临床功用】

（1）本品有明显的强心作用。

（2）抗变态反应。

（3）镇静、镇痛。

（4）抗凝血。

（5）本品有止咳、祛痰、平喘作用。

【常用量】10～30g。

第四节　行气药

行气药物对应气郁证。

一、行气健胃药

1. 青皮

青皮又名小青皮,青橘皮,主产于我国南方各地。

【性味功效】味辛苦,性温。疏肝破气,消积化滞。

【临床功用】

（1）祛痰。

（2）缓解平滑肌痉挛。

（3）利胆、保肝。

（4）兴奋心肌。

（5）抗血栓形成。

（6）升高血压。

【常用量】5～10g。

2. 木香

木香又名云木香、川木香、广木香。名称之异,系因产地不同。

【性味功效】味辛、苦,性温。行气止痛,健脾消食。

【临床功用】

（1）促胃动力:口服木香剂30分钟后,有促进胃排空作用。

（2）抗溃疡。

（3）有松弛子宫、支气管胆道平滑肌作用。

（4）其煎剂对部分真菌有抑制作用。

【常用量】5～15g。

【参考方——笔者方】

（1）胆绞痛:大黄15～30g,木香10g,甘草50g,白芍30～50g,水煎服。

（2）肠梗阻:大黄、木香、炒莱菔子各10～15g,先煎莱菔子15分钟,再加大黄,木香煎10分钟,取汁150ml,分2次服,每日1剂,重者2剂。

3. 枳实

枳实为甜橙或酸橙的未成熟果实,产于四川、江西、福建等地。

【性味功效】味苦辛酸,性微寒。行气消痰,散结消瘀。

【临床功用】

（1）有明显的升压作用。实验表明,升压时冠状动脉、脑、肾血流量增加,血管阻力下降,心肌耗氧量及心率增加不明显。

（2）强心：本品煎剂小剂量兴奋心脏,大剂量抑制心脏,且有利尿作用。

（3）收缩子宫：枳实煎剂能使子宫收缩节律增加。

（4）兴奋胃肠平滑肌。

（5）抗血栓形成。

（6）抗过敏：枳实有较强的抗过敏活性。

【常用量】10～15g。

【附】枳壳为芸香科植物酸橙及其栽培变种的干燥未成熟果实,其性味与枳实相同,但药力不如枳实,其作用缓和。

【常用量】10～20g。

【参考方】

（1）李占鳌用补中益气汤（重用枳实30～50g)治愈多例胃下垂；万传贵用枳实、黄芪各40～60g,樟树叶50～80g,炒蒲黄、桂枝、沉香各10g,随症加减,治疗胃下垂,疗效较好。

（2）升提汤：枳壳15g,茺蔚子15g,浓煎成100ml,加糖适量,每日服100ml,1个月为1个疗程。服药期间可做轻闲工作。

叶克义等用升提汤治疗Ⅰ度子宫脱垂924例,显效602例,有效173例,无效149例。(《中药临床新用》)

4.紫苏梗

紫苏梗又名苏茎、苏梗、紫苏草,全国各地均产。

【性味功效】味辛,性温。理气宽中,安胎。

【临床功用】

（1）可促进子宫内膜腺体增长。

（2）有安胎作用。

【常用量】10～20g

【参考方——笔者方】

（1）胎动不安：紫苏梗、桑寄生各15g，续断、砂仁各10g，白术15g，黄芩15g。水煎服。

（2）气郁：紫苏梗20g，厚朴20g，薄荷15g，甘草30g，水煎服。

5.陈皮

陈皮又名橘皮，主产于广东、福建、四川等地。

【性味功效】味辛苦，性温。止呕行气，化痰燥湿。

【临床功用】

（1）有祛痰、平喘作用。

（2）本品所含挥发油对胃肠道有缓和的刺激性作用，有利于胃肠积气的排出，并能促进消化液分泌，有助于消化。

（3）有抗过敏、抗感染作用。

（4）本品不但有抗溃疡作用，且有抑制胃液分泌，保护胃黏膜作用。

（5）有利胆和溶解胆结石的作用。

【常用量】10～15g。

【附】橘核为橘的种子，味辛苦，性平，主要有助于消化。常用量：5～15g。

6.槟榔

槟榔又名大腹子，产于福建、云南、海南岛等地。

【性味功效】味苦辛，性温。杀虫消积，降气，行水。

【临床功用】

（1）本品水煎剂对小孢子癣菌、发癣菌等多种致病性真菌有抑制作用。

（2）本品对绦虫、钩虫、蛔虫、血吸虫等均有驱杀作用。

（3）本品能增加胃肠张力和蠕动，产生轻泻，并能促进消化液分泌。

（4）本品低浓度时有兴奋子宫作用。

（5）本品水煎剂可杀除幽门螺杆菌。

（6）以本品制的滴眼液可用于治疗青光眼。

【常用量】5～10g。

【参考方——笔者方】

（1）驱绦虫：槟榔 25～100g，水煎留汁，于清晨服炒南瓜子粉 100g（连皮，或去皮者 60～70g），2～3 小时后服槟榔水煎之液。

（2）治消化性溃疡、慢性胃炎：槟榔 20g，炒大黄 20g，蒲公英 5g，甘草 30g，党参 30g，黄芪 30g，水煎服。

（3）胆道蛔虫：槟榔 30g，乌梅 100g，使君子 15g，甘草 30g，水煎服。

二、行气安神药

1. 香附

香附生用或醋炙用，主产于广东、河南、四川等地。

【性味功效】味辛微苦微甘，性平。疏肝理气，调经止痛。

【临床功用】

（1）有镇静、催眠作用。

（2）可减低子宫、胃肠、胆道等平滑肌的张力，并有利胆作用。

（3）能使唾液、胃液分泌增多，使胃活动增强。

（4）有雌激素样作用，为临床治疗妇科疾病提供了药理学依据。

（5）有明显降低血液黏度的作用。

【常用量】10～15g。

【参者方——笔者方】

（1）痛经：香附 50g，甘草 50～100g，延胡索 30～50g，蔓荆子 30～50g，赤芍 50g，水煎服。

（2）神经痛：香附 30～100g，甘草 30～100g，龙骨 50g，桂枝 20～50g，酸枣仁 30g，茯苓 30～50g，水煎服。

2. 郁金、柴胡、川芎

以上三药皆有行气、镇静作用，且是治疗气郁证的要药，可参阅相关章节。

三、行气止痛药

1. 檀香

檀香又名白檀、浴香,主产于我国云南、广东、台湾等地。

【性味功效】味辛,性温。行气止痛,散寒开胃。

【临床功用】

（1）本品对肠管运动有抑制作用。

（2）本品芳香健胃,可用于治疗胸膈痞闷不舒及噎嗝。

（3）抗心律不齐。

【常用量】3～5g。

【使用注意】入汤剂不宜久煎。

2. 佛手

佛手又名佛手柑,产于广东、福建、云南、四川等地。

【性味功效】味辛、酸,性温。行气止痛,和胃化痰。

【临床功用】

（1）缓解胃肠平滑肌痉挛。

（2）祛痰、平喘。

【常用量】5～10g。

【附】

佛手花:性味功效与佛手相近,但常用于祛痰、止咳、平喘。常用量: 5～10g。

香橼:性味功效与佛手相近,但效力不如佛手。常用量:5～15g。

3. 沉香

沉香又名沉水香、土沉香、白木香,主产于广东、广西、台湾等地。

【性味功效】味辛、苦,性温。行气止痛,温中散寒。

【性味功效】

（1）沉香煎剂对人型结核分枝杆菌有抑制作用。

（2）较强抑制伤寒杆菌。

（3）解痉、镇吐，抗心肌缺血。

【常用量】作散剂，1～5g。

【验案】

（1）王某，女，37岁。1年前，曾与邻居吵架，后即感胸闷，嗳气，食不下，服用疏肝理气药，诸症减，随后时常呃逆，呃逆之后即呕吐，胃脘饱胀，服用中西药物并配合针灸，疗效不显，就诊于余。诊见面色晦黯，胃脘胀满，呃逆声频，随后呕吐清水痰涎，舌苔白滑，脉沉弦。此乃肝郁日久，痰饮内停，而致气逆、呕逆、呕呃。余用沉香胶囊12粒，嘱其日服2次，每次3粒，服后诸症减，呕呃次数亦少，照前法服5天，诸症除。后每因生气偶有发作，服此药可止。(《陕西中医函授》)

（2）姚某，女，33岁，1984年6月2日初诊。患者2年来，时有小腹痛，痛时自觉有一股凉气自小腹上冲胸咽，伴有小便失禁，发作时需他人揉按，方可缓解，喜暖怕凉，每天发作5～7次，舌淡白，脉沉紧。前医曾用桂枝加桂汤、奔豚汤加减治之小效。邀余诊治，细思之。此乃肾阳虚衰，寒水随冲脉上冲发为奔豚。用沉香胶囊4粒顿服，每天2次。服2天后，每天只发作2次，后又按前法服5天，诸症瘥，随访半年未复发。(《陕西中医函授》)

（3）黄某，女，26岁，已婚。足月顺产1孩，产后月经如期而至，而每逢经前小腹大痛，痛时四肢厥冷，冷汗出，舌润，脉沉紧。常有冷气向阴部放散，痛处喜热敷，久服温经汤、吴茱萸汤等少效。余窃思之，此为阴寒积于内，寒气搏结不散，经来寒积血凝，血络不通则腹痛里急，用沉香胶丸5粒顿服，每天3次，药进1天，痛减厥回，汗止入安，后每逢经来之前按前法服药3天，连续服药3个经期，阴寒散，血亦行，则痛经自除矣。(《陕西中医函授》)

4. 薤白

薤白又名野蒜、小根蒜，全国各地均产。

【性味功效】味辛苦，性温，行气止痛，通阳散结。

【临床功用】

（1）抑制血小板聚集，抗血栓形成，降低血黏度。

（2）松弛支气管平滑肌，改善微循环，缓解喘息状态。

（3）本品煎剂有较强的镇痛作用。

（4）降血脂。

（5）扩张动脉血管，增加冠状动脉流量，扩张外围血管，防治动脉粥样硬化。

【常用量】10～15g。

【参考方——笔者方】

（1）心绞痛：瓜蒌皮 30g，薤白 50g，没药 15g，三棱 50g，莪术 50g。日1剂。

（2）早搏、心动过速：瓜蒌 30g，薤白 50g，葛根 50g，酸枣仁 30g。日1剂。

5. 两面针

两面针又名上山虎，入地金牛，产于华南各省及台湾、云南等地。

【性味功效】味辛，苦，性微温。有小毒。活血、行气、祛风、止痛。

【临床功用】

（1）有明显抗金黄色葡萄球菌、溶血性链球菌作用。

（2）镇静。

（3）本品可用于多种疼痛的治疗。

【常用量】10～15g。

【使用注意】孕妇忌服。

第五节　活血化瘀药

活血化瘀药对应血瘀证。

一、平性活血化瘀

1. 苏木

苏木又名红柴、赤木，产于广东、广西、云南等地。

【性味功效】味甘咸,性平,活血祛瘀,消肿止痛。

【临床功用】

（1）抗血小板聚集,收缩血管。

（2）抗感染。

（3）免疫抑制,其效果与雷公藤相似,抑制活性强于雷公藤。

（4）有中枢抑制作用。

【常用量】5～10g。

2. 没药

没药又名末药,产于索马里、埃塞俄比亚、印度等地。

【性味功效】味苦,性平,活血止痛,消肿生肌。

【临床功用】

（1）有明显降脂作用。

（2）能显著降低血黏度,对治疗冠心病有较好的效果。

（3）本品挥发油具有较强的镇痛作用。

（4）生肌。

（5）醋制没药可明显抑制血小板聚集,具有抗血栓形成的作用。

【常用量】5～10g。

【使用注意】多量内服易恶心,呕吐。

【参考方】

将没药制成胶囊(每粒含没药浸膏0.1g),每日3次,每次2～3粒,疗程2个月。据报道,用上方治疗高脂血症,降胆固醇总有效率为65.7%。(《中药临床新用》)

3. 银杏叶

银杏叶为银杏树的干燥叶,以华东出产最多。

【性味功效】味苦甘涩,性平。活血化瘀,通络止痛,敛肺平喘,化浊降脂。

【临床功用】

（1）扩张血管,扩张冠状动脉。

（2）松弛支气管,缓解支气管痉挛。

（3）降血脂,降低血黏度。

（4）改善记忆功能。

【常用量】5～10g。

4. 桃仁

桃仁主产于四川、陕西、河北、贵州等地。

【性味功效】味辛苦,性平。活血祛瘀,润肠,止咳平喘。

【临床功用】

（1）有镇痛及镇静作用。

（2）扩张外围血管,增加血流量,降低血压。

（3）促进子宫收缩。

（4）抗凝血、抗血栓形成、抗感染、抗过敏。

（5）有润肠通便作用。

（6）镇咳。

（7）本品的活血化瘀作用强于当归、赤芍、黄芪、益母草等药物。

【常用量】5～10g。

【使用注意】

（1）内服过量恐引起中毒。

（2）咯血者及孕妇慎用。

【参考方——笔者方】

（1）白癜风:桃仁 10～15g,补骨脂 20～50g,玉竹 20～30g,薄荷 10g,乌梅 30g,茯苓 20g,水煎服。

（2）肝硬化:鳖甲 30g,桃仁 10～15g,海藻 30g,穿山甲 15g,莪术 30g,王不留行 30g,丹参 30～50g,水煎服。

5. 牛膝

牛膝有怀牛膝与川牛膝,怀牛膝以补肝肾、强筋骨见长;川牛膝则活血化瘀、利水通淋较强。

【性味功效】味苦酸,性平。补肝肾,逐瘀通经。

【临床功用】

（1）抗凝血，改善微循环。

（2）促进蛋白质合成。

（3）有抗肿瘤的作用，随着药物浓度的升高，牛膝对肿瘤细胞的抑制作用逐渐增强。

（4）兴奋子宫。

（5）抗病毒：牛膝多糖有很强的抑制乙型肝炎病毒活性的作用。对单纯性疱疹病毒、EB病毒也有明显的抑制作用。

【常用量】10～15g。

【使用注意】孕妇及月经过多者忌用。

【大剂量应用】

（1）江苏名医徐文华先生经验：用牛膝治疗嗜铬细胞瘤、腹腔恶性肿瘤，用量极大，高达250g。（《现代临床中药学》）

（2）黄煌教授治疗下肢血液循环欠佳导致的浮肿、肝硬化腹水、肥胖患者的高血压，大剂量使用牛膝效果也不错。黄教授曾煎服200g，未发现有异常的感觉。（《现代临床中药学》）

（3）治疗血管性头痛

牛膝60g，川芎30g，茺蔚子15g，制香附10g，滁菊花10g，桂枝6g，生甘草6g，钩藤15g（后下）。并随症加减，每日1剂，水煎服。治疗31例偏头痛，结果：治愈13例，好转16例，无效2例。（《中医杂志》）

怀牛膝30～60g，川芎、生石决明各20～30g，琥珀、僵蚕各5～10g，蔓荆子10～15g。水煎服，每日1剂。治疗30例，结果：痊愈16例，显效12例，有效2例。服药最少6剂，最多30剂。（《辽宁中医杂志》）

6. 王不留行

王不留行又名王不留，分布于我国大部地区。

【性味功效】味苦，性平。活血通经，下乳，利尿通淋。

【临床功用】

（1）有明显的通乳汁作用。

（2）能增加红细胞变形能力，抑制血小板聚集，降低血小板黏附率。

（3）可兴奋子宫。

【常用量】10～15g。

【参考方——笔者方】

（1）产后无乳：王不留行30g，炮山甲10g，川续断30g，漏芦30g，水煎服。

（2）痛经：王不留行30g，延胡索30～50g，桃仁15g，赤芍30～50g，水煎服。

7. 毛冬青

毛冬青又名细叶冬青、山冬青，主产于广东、广西、福建、湖南等地。

【性味功效】味苦涩，性平，活血化瘀，清热解毒。

【临床功用】

（1）对革兰氏阳性菌、革兰氏阴性菌均有较强的抑制作用。

（2）可抗心肌缺血。

（3）可抗血栓形成。

（4）可扩张外周血管，有缓慢而持久的降压作用。

【常用量】20～30g。

8. 三棱

三棱又名京三棱，产于江苏、河南、江西、安徽等地。

【性味功效】味苦辛，性平。破血祛瘀，行气止痛。

【临床功用】

（1）三棱煎剂可使肠管收缩力加强，紧张性升高。

（2）有较强的抑制血小板聚集作用，抗血栓作用强。

（3）可升高白细胞。

（4）可有抗肿瘤作用。

（5）三棱中总黄酮具有显著的镇痛作用。

（6）对全血黏度有明显的降低作用，可使血液中细胞压积减少，血沉速度降低。

【常用量】5～10g。

【使用注意】月经过多及孕妇忌服。

【参考方——笔者方】

（1）痛经：三棱 30～50g,莪术 30～50g,甘草 30～100g,元胡 30～50g,水煎服,每日 1 剂。

（2）心绞痛：三棱 30～50g,莪术 30～50g,甘草 30～100g,甘松 30～50g,瓜蒌皮 30g,薤白 50g,水煎服,每日 1 剂。

二、温性活血化瘀药

温性活血化瘀药对应血瘀寒证。

1. 红花

红花又名南红花、草红,河南、湖北、四川、云南、浙江等地均有栽培。

【气味功效】味辛,性温。活血化瘀,温经止痛。

【临床功用】

（1）抗凝血、抗血栓形成,降低血黏度,改善外周循环障碍,且扩张冠状动脉、扩张血管。

（2）有免疫抑制作用。

（3）镇痛、镇静、抗惊厥。

（4）有抗感染作用。

（5）红花煎剂对子宫平滑肌有明显的兴奋作用。

（6）能减轻缺血性脑水肿的病理性损害。

【常用量】5～10g。

【使用注意】

（1）孕妇忌服。

（2）红花有一定的毒性,不宜大量久服。

【大剂量应用参考】

李绍球老师取红花 60g,大枣 12 枚,加水 300ml,煎至 150ml,取汁,加蜂蜜 60g 调匀,每日清晨空腹将药液 1 次温服,大枣全部吃下,连服

20剂,治疗各种证型的十二指肠球部溃疡12例,均近期治愈。(《中医药学报》)

【参考方】

(1)韩某,28岁。1981年6月10日就诊。患者产后27天,腹痛当脐左右,窜痛不定,甚则如刺难忍,口渴不喜饮,胃呆纳滞,大便秘结,面色无华。病届半月,经医服药未能奏效。诊其脉沉细弦,舌淡苔腻而润。证属产后血虚,风邪侵入,阻滞经脉。因遵仲师明训,用红花10g,以米酒1碗,煎减半,分2次温服。次日腹痛减半,纳增神振,大便得行,药已中病,效不更方,再予2剂,腹痛痊愈,诸症平息。(《浙江中医杂志》)

(2)脑出血(红龙根汤):红花15～25g,地龙25～40g,葛根30～50g,水煎服。

2.乳香

乳香又名滴香、浴香。

【气味功效】味辛苦,性温。活血止痛、消肿生肌。

【临床功用】

(1)可降低血黏度。

(2)扩张血管,改善微循环。

(3)有生肌作用。

(4)有明显镇痛作用,多用于治疗瘀血性疼痛。

(5)有明显抗胃溃疡作用。

【常用量】5～10g。

【大剂量应用参考】

治疗缺血性中风,用生乳香、生没药、生当归、生丹参各24g,随症加减,每日1剂,总有效率为97.72%。(《陕西中医》)

3.莪术

莪术又名文术,产于广西、浙江、江苏等地。

【性味功效】味辛苦,性温。破血祛瘀,行气止痛。

【临床功用】

（1）莪术不同炮制品均具较强的抗血小板聚集及抗凝血作用。醋后化瘀作用明显增强，以醋制莪术作用最强。本品且能使血液的黏、浓、凝性明显减轻。

（2）能明显增加动脉血流量。

（3）低浓度可使平滑肌紧张度升高，故可以用于治疗气胀性绞痛；高浓度时使肠管舒张。

（4）抗肿瘤、抗衰老。

（5）有镇痛作用，醋制后作用增强。

【常用量】5～10g。

【参考量】30～50g。笔者常用此量，临床未见异常。

4. 姜黄

姜黄又名毛姜黄，主产于四川、福建、江西、云南等地。

【性味功效】味辛苦，性温。破血行气，通经止痛。

【临床功用】

（1）有明显的降低血清胆固醇作用。

（2）本品煎剂利胆作用较弱，但却持久。

（3）有抗感染作用。

（4）本品有抗血小板聚集，降低全血和血浆黏度的作用，并改善心肌缺血。

（5）有保肝作用。

【常用量】10～15g。

【使用注意】孕妇慎用。

5. 降香

降香又名紫降香，产于我国广东、广西、云南及海南等地。

【性味功效】味辛，性温。活血，止痛。

【临床功用】

（1）抑制前列腺素合成。

（2）增加冠状动脉流量。

（3）可抗血栓形成。

（4）可镇静、抗惊厥、镇痛。

（5）治疗荨麻疹有效。

（6）可以减慢心率。

【常用量】5～10g。作丸散剂，每次1～2g。

6. 五灵脂

五灵脂又名灵脂、寒雀粪，主产于河北、山西、甘肃等地。

【性味功效】味咸，性温。化瘀，止痛。

【临床功用】本品保护胃黏膜，可抗感染，能抗血小板聚集。

【常用量】5～10g。

【参考方——笔者方】

（1）痛经：生蒲黄20g，没药20g，五灵脂20g，延胡索30g，水煎服。

（2）心绞痛：五灵脂20g，川芎20g，瓜蒌皮30g，薤白50g，延胡索30～50g，水煎服。

7. 川芎

川芎主产于四川、云南、陕西等地。

【性味功效】味辛，性温。得气活血，祛风止痛。

【临床功用】

（1）可增强记忆力。

（2）可镇静、镇痛。

（3）可扩张动脉血管，改善脑循环、降低血压。

（4）可降血脂。

（5）本品有抗血小板聚集的作用，抗血栓形成。

【常用量】10～15g。

【大剂量用参考】

（1）治疗偏头痛：川芎30g，牛膝60g，茺蔚子15g，制香附10g，滁菊花10g，桂枝6g，生甘草6g，双钩藤15g（后下），并随症加减。水煎服，每日1剂。治疗31例。服药12剂以内，头痛发作停止，并稳定半年以上无复发

者为近期治愈，共 13 例。好转 16 例，无效 2 例。典型偏头痛者疗效较好，普通偏头痛者疗效稍差。(《中医杂志》)

川芎 35g，当归 10g，白芷、白芥子、香附、柴胡各 6g，菊花 12g，桃仁 9g，甘草 3g。每日 1 剂，水煎 2 次，混合药汁分 3 次温服。共治疗 84 例，结果痊愈 69 例，好转 11 例，无效 4 例。(《陕西中医》)

（2）治疗脑震荡后遗症：川芎 30g，青礞石 15g，天竺黄 10g，石菖蒲 15g，僵蚕 10g，白芷 10g，细辛 3g，赤芍 20g，丹参 30g，并随症加减。水煎服，每日 1 剂，分 2 次服。共治疗 20 例，一般服药 15～20 剂诸症明显好转，20～40 剂诸症基本消失。(《河北中医》)

8. 延胡索

延胡索又名延胡、元胡、玄胡，主产于浙江。

【临床功用】

（1）抑制心肌钙离子内流。

（2）镇痛、镇静。

（3）可扩张冠状动脉，抗心肌缺血。

（4）有显著的抑制胃酸分泌作用，抗溃疡。

（5）抗心律失常。

【常用量】5～15g。

【参考方——笔者方】

（1）疼痛：延胡索 20～50g，甘草 20～100g，白芍 20～50g，蔓荆子 30～50g，水煎服。

（2）胃溃疡：延胡索 30g，炒大黄 15g，甘草 30g，水煎服。

三、寒性活血化瘀药

寒性活血化瘀药对应血瘀热证。

1. 丹参

丹参又名紫丹参、红根，我国大部地区均产。

【性味功效】味苦，性微寒。活血化瘀，生新血，凉血，安神。

【临床功用】

（1）抗凝血、抗血小板聚集、抗血栓形成，可改善血液循环。

（2）可刺激造血功能，增加红细胞和血红蛋白。

（3）能扩张血管。

（4）能降低血尿素氮、肌酐，提高肾小球滤过率，使肾血流量显著增加，使肾功能明显改善。

（5）可降血脂、镇痛、促进创伤愈合，且有抗感染作用。

（6）能明显抑制肝细胞变性、坏死、炎症反应以及肝内纤维增生，对急、慢性肝损伤有明显的防治作用。

【常用量】15～30g。

【大剂量应用参考】

（1）治疗精神分裂症：丹参90～120g，代赭石（先煎）120g，酒大黄120g（后下），菖蒲20g，郁金10g，地龙末（冲服）30g。水煎，每日1剂，分2次服，并随症加减。共治疗30例，结果：近期治愈18例，显效7例，有效2例，无效3例。疗程最短5天，最长112天。（《陕西中医》）

（2）临床以丹参煎剂治疗晚期血吸虫病所致的肝、脾大，共设三个剂量组，丹参用量分别为15～25g，30～45g，50～80g。分别连服42日、30日、30日为1个疗程。临床观察结果证明：大剂量组疗效要比中剂量组及小剂量组好，且未见有不良反应。（《中药大辞典》）

（3）张守谦治疗前列腺肥大，擅长用超大剂量的丹参，取其活血化瘀，改善局部微循环之功，常用量30g，量大可至50g，配以黄柏、知母、牛膝、大黄、益母草等药。（《中国中西医结合杂志》）

2. 益母草

益母草又名益母，全国各地均产。

【临床功用】

（1）能扩张冠状动脉，增加冠状动脉血流量，改善心肌血流量。

（2）扩张动脉血管，降低血压，改善微循环。

（3）可兴奋子宫。

（4）可兴奋呼吸中枢。

（5）可利尿。

（6）能降低血黏度，抗血小板聚集，抗血栓形成。

【常用量】10～30g，单用可至60g。

【附】茺蔚子又名益母草子，功效与益母草相似。用量5～10g。1次服用茺蔚子粉30g左右，有可能引起中毒。临床应用应谨慎。

3. 郁金

郁金又名玉金，产于四川、广西等地。

【性味功效】味辛苦，性寒。行气解郁，祛瘀止痛。

【临床功用】

（1）本品可明显地降低血浆纤维蛋白原，其活血作用可能与此有关。

（2）明显降低胆固醇和甘油三酯。

（3）明显的镇静作用，且镇痛。

（4）郁金煎剂可使血清胰泌素水平升高，能促进胃酸分泌。

（5）抗过敏。

（6）可降低血清谷丙转氨酶，抑制肝脏炎症反应，保护肝细胞及促进肝组织再生。

【常用量】5～15g。

【参考方——笔者方】

（1）降胆脂汤：郁金20g，炒大黄20g，山楂50g，泽泻30g。每日1剂。

（2）早搏汤：郁金20g，甘草30g，甘松50g，缬草30g。每日1剂。

四、破血逐瘀药

破血逐瘀药对应血瘀重证。

1. 水蛭

水蛭又名蜞、水麻贴、内钻子，我国江河湖泊均产。

【性味功效】味咸苦，性平。破血逐瘀。

【临床功用】

（1）抗凝血。

（2）有阻碍血液凝固作用。

（3）降血脂。

（4）水蛭粉能降低人体总胆固醇,可防治动脉粥样硬化。

【常用量】5～10g。

【使用注意】孕妇及月经期忌用。

【大剂量应用参考】

（1）治疗中风:水蛭30g,地龙20g,山楂10g,并随症加减。水煎服,每日1剂。入院后先给予常规西医治疗,病情稳定后用上方。治疗脑出血患者12例,蛛网膜下腔出血3例,脑血栓形成38例,脑梗死2例,共55例,结果:治愈32例,好转18例,无效5例。(《湖南中医杂志》)

（2）司氏治疗高血压动脉硬化引起的缺血性中风,擅长用单味水蛭治疗,煎剂水蛭用到30g,水煎至100ml,每日内分2次服完。一般连服一个月以上,不仅疗效好,而且也未见有明显的毒性及不良反应。(《中国急救医学》)

2. 土鳖虫

土鳖虫又名土元,土虫。各地均产。

【性味功效】味咸,性寒。破血逐瘀。

【临床功用】

（1）降低血液黏稠度。

（2）抗血栓。

（3）有明显的降血脂作用。

（4）本品水提物能显著延长出血时间,对血小板聚集率有明显的抑制作用。

【常用量】5～10g。

【大剂量应用参考】

（1）治疗冠心病:单味土鳖虫10～30g,或复方土鳖虫,即土鳖虫

10～20g,加川芎、丹参、红花、赤芍、降香、葛根、瓜蒌。水煎服,每日1剂。(《山西医药杂志》)

（2）土鳖虫100g,香瓜籽100g,鸡蛋壳200g,研末混合后服,每次15g,每日3次,连服半月。杨继忠等用上方治疗外伤性骨折51例,疗效显著。(《中药临床新用》)

3. 穿山甲

穿山甲产于广东、广西、贵州、福建等地。

【性味功效】味咸,性微寒。活血通经,催乳。

【临床功用】

（1）有催乳作用。

（2）能延长凝血时间,增加动脉血流量。

（3）升高白细胞。

（4）有明显降低血液黏度的作用。

【常用量】5～10g。

【参考方——笔者方】

（1）乳汁不通:穿山甲10g,王不留行30g,漏芦30g,猪蹄(炖)2只。水煎服,每日1剂。

（2）肝硬化:穿山甲10g,鳖甲20g,三棱30g,莪术30g,黄芪100g,炒大黄15g。水煎服,每日1剂。

4. 虻虫

虻虫又名瞎蠓。全国各地均有产。

【性味功效】味苦,性微寒。逐瘀消癥。

【临床功用】

（1）虻虫水提取物大剂量及常用量均能显著延长出血时间,明显减少血浆中纤维蛋白原含量;大剂量对血小板聚集有显著的抑制作用。

（2）虻虫水浸液具有抑制血液浓、黏、凝、聚的作用。

（3）有镇痛作用。

（4）实验表明,虻虫对肝出血性坏死病灶的形成有显著的抑制作用。

（5）可用于治疗心绞痛。

【常用量】1～3g。入丸散每次0.3～0.5g。

【使用注意】孕妇及出血性疾病患者忌服。

【参考方】

（1）治疗心绞痛：虻虫6～12g，陈皮12g，气虚加党参15g，阴虚加玉竹12g。煎服，每日1剂，连服30天为1个疗程。（《中药临床新用》）

（2）治疗内痔出血：虻虫粉3～12g，每日1次，口服。（《中药临床新用》）

5．九香虫

九香虫又名屁巴虫。产于贵州、云南、四川、广西等地。

【性味功效】味咸，性温。温中助阳，理气止痛。

【临床功用】

（1）有很强的胃肠道解痉作用。

（2）有镇痛作用。

（3）对金黄色葡萄球菌、伤寒杆菌、甲型副伤寒杆菌及福氏痢疾杆菌均有较强的抗菌作用。

（4）本品能显著增强纤维蛋白的溶解活性。

【常用量】5～10g。

6．蝮蛇

蝮蛇又名土锦、草上飞。山地均产。

【性味功效】味甘、咸，性温。有毒。祛风散瘀。

【临床功用】

（1）抗血栓形成，抗凝血。其制剂蝮蛇抗栓酶有溶栓作用。

（2）抗动脉粥样硬化。

（3）扩张血管，降血压。

（4）降血脂。

【常用量】10～15g。

第六节 止血药

一、凉血止血药

1. 侧柏叶

侧柏叶又名柏叶。我国各地多有栽培。

【性味功效】味苦、涩，性微寒。凉血止血，化痰止咳，生发。

【临床功用】

（1）镇咳、祛痰、平喘。

（2）有抗结核分枝杆菌作用。

（3）生发。

（4）止血效果好。

【常用量】10～15g。

【参考方】

侧柏酊：取鲜侧柏叶（包括青绿色种子）25～35g切碎，浸泡于50%～60%酒精100ml中，7天后纱布过滤，静置，取中、上层深绿色药液备用。用棉棒蘸药液涂擦毛发脱落部位，每天3～4次。叶坤照用上方治疗各种原因所致之秃发，为了更好地使药液渗入毛囊，活血、去脂，激发毛发再生，要求用药时应反复多次涂擦。(《中药临床新用》)

2. 大蓟

大蓟又名山萝卜、刺萝卜。全国各地均产。

【性味功效】味甘，性凉。凉血止血，散瘀消肿。

【临床功用】

（1）大蓟根煎剂或全草蒸馏液，能抑制人型结核菌。

（2）本品有降压作用，但有快速耐受性。降压同时，心率减慢，心收缩力减弱。

（3）本品可使凝血时间显著缩短而止血。

【常用量】10～15g。

【参考方——笔者方】

（1）便血：大蓟 30g，炒大黄 20g，马齿苋 50g，每日 1 剂，水煎服。

（2）功能失调性子宫出血：艾叶 10g，马齿苋 50～100g，大蓟 30g，炮姜 30g，水煎，每日 1 剂。

3. 小蓟

小蓟又名刺儿菜。全国各地均产。

【性味功效】味甘苦，性凉。凉血止血，祛瘀消肿。

【临床功用】

（1）小蓟水煎剂经观察确有收缩子宫作用。

（2）有缩短凝血及出血时间的作用。

（3）小蓟煎剂、酊剂有拟肾上腺素的兴奋作用。

（4）本品水煎剂对白喉杆菌、肺炎链球菌、溶血性链球菌、金黄色葡萄球菌等均有抑制作用。

（5）增强心肌收缩力。

【常用量】10～15g。

【参考方——笔者方】

（1）尿路感染、血尿：小蓟 50g，马齿苋 50g，金钱草 100g，甘草 30g。水煎服，每日 1 剂。

（2）功能失调性子宫出血：艾叶 10g，小蓟 50g，马齿苋 50～100g，四季青 50g，水煎服，每日 1 剂。

（3）细菌性痢疾：小蓟 50g，白头翁 30g，秦皮 50g，厚朴 20g，甘草 30g，水煎服，每日 1 剂。

4. 地榆

地榆又名黄瓜香。全国各地均产。

【性味功效】味苦酸，性微寒。凉血止血，解毒敛疮。

【临床功用】

（1）地榆煎剂在体外对金黄色葡萄球菌、肺炎链球菌、溶血性链球菌、大肠杆菌等有抑制作用。

（2）有明显的止血作用。

（3）有止吐作用，优于常用的半夏、丁香、柿蒂等。

【常用量】20～30g。

【使用注意】烧伤不宜大面积应用。

【参考方——笔者方】

（1）细菌性痢疾：地榆60g，炒大黄20g，小蓟50g，甘草30g，每日1剂，水煎服。

（2）功能失调性子宫出血：地榆50g，马齿苋50～100g，炮姜50g，艾叶10g，每日1剂，水煎服。

5．马齿苋

马齿苋又名马齿菜。全国各地均产。

【性味功效】味酸，性寒。清热解毒，止血凉血。

【临床功用】

（1）止血，常用于便血、崩漏。

（2）有抗病原微生物、抗腹泻作用。

（3）能促进上皮细胞的生理趋于正常，并能促进溃疡的愈合。

（4）收缩血管，收缩子宫。

（5）松弛肌肉。

【常用量】20～30g。

【大剂量应用参考】

（1）治疗细菌性痢疾、肠炎及痢疾带菌者：马齿苋250g。水煎服，每日1剂。（《中药大辞典》）

（2）治疗百日咳：马齿苋200～300g。水煎2次，浓缩100～150ml，每日2次，口服，5日为1个疗程。（《黑龙江中医药》）

6. 白茅根

白茅根又名茅根。我国大部分地区有产。

【性味功效】味甘,性寒。凉血止血,清热利尿。

【临床功用】

（1）止血：白茅根能促进凝血酶原的形成而加速凝血过程；其水浸剂可降低血管通透性。

（2）利尿消肿。

（3）降血压。

【常用量】15~30g。

【参考方】

以下见于《现代临床中药学》

（1）出血性疾病：单味白茅根或加藕节,对皮肤黏膜瘀点、牙龈出血、痰中带血等亦有良效。

（2）治疗急性肾小球肾炎、水肿：用白茅根250~500g,加水500~1 000ml煮沸后,文火煎10分钟,分2次服,效果良好。

（3）以白茅根30~100g加味治疗急性泌尿道感染、过敏性紫癜、肾炎蛋白尿、特发性水肿、眼底出血等,疗效满意。

（4）乳糜尿：白茅根100g,鱼腥草60g,车前草60g,水煎频饮,每日1剂。蒋仁发用上方治疗乳糜尿12例,结果痊愈6例,好转6例。

二、收敛止血药

1. 仙鹤草

仙鹤草又名龙芽草,全国各地均产。

【性味功效】味苦涩,性平。收敛止血,止痢,解毒。

【临床功用】

（1）有止血、止泻、止汗作用。

（2）本品对绦虫、蛔虫、血吸虫、阴道毛滴虫皆有灭杀作用。

（3）仙鹤草醇浸物有升高血压的作用。

（4）仙鹤草水煎剂在试管内对枯草杆菌、金黄色葡萄球菌、大肠杆菌等多种细菌有抑制作用,对人型结核菌亦有抑制作用。

（5）抗肿瘤作用。

【常用量】15～30g。

【大剂量应用参考】

（1）治疗胃、十二指肠溃疡:仙鹤草60g,白芍10g,七叶莲30g,炙甘草10g。每日1剂,水煎,分2次服,以连续服药1个月为1个疗程。(《新中医》)

（2）治疗眩晕:仙鹤草60g,生黄芪30g,当归10g,白术15g,并随症加减。每日1剂,水煎取汁300ml,早晚分服,10日为1个疗程。(《陕西中医》)

（3）治疗原发性支气管肺癌咯血:仙鹤草60g,附片120g,黄芪、王不留行各30g,桂枝、大枣各15g。莪术12g,侧柏炭30g,三七粉6g(冲服)。水煎服,每日1剂。(《成都中医学院学报》)

（4）治疗产后痹证:仙鹤草根茎100g,大枣7枚。水煎服,每日1剂。治疗过程中无毒性反应,疗效好。(《浙江中医杂志》)

（5）治疗肝病所引起的衄血:仙鹤草50g,生地黄15g,焦栀子9g,白茅根50g,丹皮、醋香附各10g。每日1剂,水煎服。(《陕西中医》)

2. 紫珠叶

紫珠叶又名大叶紫珠、紫珠草、止血草。我国长江以南各省均有分布。

【性味功效】味苦,性寒。收敛止血,解毒疗疮。

【临床功用】

（1）止血,抗溃疡出血。

（2）有较强的抗菌作用,其中以叶最强。

【常用量】10～15g。

3. 棕榈

棕榈又名棕树、陈棕、棕皮。产于我国南方。

【性味功效】味苦、涩,性平。收敛止血。

【临床功用】

棕榈有止血作用,认为以煅炭入药为宜,且以陈棕、陈棕皮效好。可用于治疗功能失调性子宫出血、鼻出血,血尿等。

【常用量】10~20g。

4.海螵蛸

海螵蛸又名乌贼骨。产于我国沿海地区。

【性味功效】味咸涩,性微温。止血、涩精、止带、制酸。

【临床功用】

(1)促进骨折愈合,促进纤维细胞和成骨细胞的增生与骨化。

(2)促进溃疡愈合:本品所含钙盐能中和胃酸,同时促进溃疡面炎症吸收,加速溃疡面愈合。所含胶质与胃中有机质和胃液作用后,可在溃疡面上形成保护膜,使出血趋于凝结。

(3)有止遗精、止白带作用。

(4)有止泻作用。

【常用量】10~15g。

【使用注意】长期应用可引起便秘。中和胃酸,散剂比汤剂好。

【参考方——笔者方】

(1)治疗下肢溃疡:乌贼骨、大黄,共为细粉,撒于患处。

(2)鼻出血不止:乌贼骨、马齿苋等份为末,吹鼻。

(3)治疗上消化道出血:乌贼骨、五倍子、炒大黄等份为末,每次服3g,每日2~3次。

(4)治赤白带下:乌贼骨20g,阿胶20g(后兑入煎汁中),炮姜50g,马齿苋50g,水煎服。

5.白及

白及又名白鸡。主产于河北、河南、山西等地。

【性味功效】味苦甘涩,性微寒。收敛止血,消肿生肌。

【临床功用】

(1)止血。

（2）促进创面愈合：对已溃而久不收口，研末外用，可敛疮生肌。

（3）本品对人型结核分枝杆菌有抑制作用，对浸润型或空洞性肺结核，多可用白及与其他有关药物配伍治疗。

【常用量】煎服，5～15g。研末服，每次2～5g。外用适量。

【使用注意】

（1）治疗出血以研末冲服效果为佳。

（2）肺脓疡初期忌用。

【参考方——笔者方】

（1）胃肠道出血：白及20g，炒大黄20g，地榆50g，水煎服，每日1剂。

（2）肺结核咯血：白及20g，黄精50g，地榆50g，百部50g，乌梅50g，水煎服，每日1剂。

（3）外伤出血：白及、煅石膏各等份，共研细末，适量敷伤口，加压包扎。

6. 白矾

白矾又名矾石。主产于湖北、安徽、浙江等地。

【性味功效】味酸、涩，性寒。解毒杀虫、燥湿止痒，止血止泻，清热消痰。

【临床功用】

（1）局部止血，可用于局部创伤出血的治疗。

（2）催吐：内服刺激胃黏膜，引起反射性呕吐，产生催吐作用。

（3）降脂。

（4）抗菌：本品在体外对多种革兰氏阳性菌、革兰氏阴性菌有抑制作用。

（5）抗癫痫。

（6）防腐、收敛。

【常用量】1.5～3g研末装胶囊服。每次0.2～1g，分2～3次口服。

【使用注意】白矾含铝，长期应用会可能引起痴呆。

【参考方】

（1）治疗顽固性口腔溃疡：将白矾6g，白糖4g，加热熔化成矾糖膏，用

棉签蘸涂于患处。(《中药研究与临床应用》)

（2）治疗中耳炎：枯矾、五倍子各等份研末,加少许冰片共研。先用3%过氧化氢溶液滴于患耳中清洗,棉签拭干,将药粉适量吹入耳中。(《中药研究与临床应用》)

7. 藕节

藕节为睡莲科植物莲地下茎的节。

【性味功效】味甘涩,性平。收敛止血。

【临床功用】

（1）本品有较好的降血糖作用。

（2）藕节鲜用及煅炭均能缩短出血时间。

【常用量】15～30g。

三、温性止血药

1. 灶心土

灶心土又名伏龙肝。为烧杂柴草的土灶内底部中心烧焦黄的黄土块。

【性味功效】味辛,性微温。温中止血,止呕,止泻。

【临床功用】

（1）收敛止血。

（2）灶心土对胃肠神经末梢有抑制和麻醉作用,可抑制因胃肠黏膜刺激所致的呕吐。

【常用量】20～30g。

2. 艾叶

艾叶又名艾蒿叶,各地均产。

【性味功效】味辛苦,性温。散寒止痛,温经止血。

【临床功用】

（1）抗病原微生物。

（2）促凝血作用。

（3）本品所含艾叶油有明显的抗过敏作用。

（4）有平喘祛痰作用。

（5）有明显的镇咳作用。

（6）艾叶煎剂对子宫有明显的收缩作用。

【常用量】5～10g。

【参考方——笔者方】

（1）功能失调性子宫出血：艾叶炭 30g，马齿苋 50g，乌梅 50g，炮姜 30g，水煎服，每日 1 剂。

（2）皮肤真菌感染：艾叶 30g，白鲜皮 50g，苦参 50g，川椒 15g，薄荷 30g，水煎，外洗患处。

3. 炮姜

干姜炮制至表面呈棕褐色后，称炮姜。

【性味功效】味辛苦，性大热。祛寒止血，止痛。

【临床功用】

（1）生姜、干姜、炮姜皆能散寒止痛，但生姜辛散走而不守；干姜能守能走；而炮姜则守而不走。

（2）有较好的止血效果。

【常用量】10～30g。

四、止血化瘀药

1. 三七

三七又名参三七，汉三七。主产于广西、云南等地。

【性味功效】味甘微苦，性温。散瘀止血。

【临床功用】

（1）止血：三七粉或水浸剂均能缩短凝血时间，有良好的止血作用，但经高压消毒则失去效应。本品尚有收缩血管和抗肝素的作用，能升高血小板，从而起到良好的止血作用。

（2）抗凝血：从三七根中提取的有效成分，在体内、体外均有抗血小板聚集的作用。在体内给药有降低全血黏度的作用。

（3）镇静、镇痛。

（4）可以扩张冠状动脉,扩张外围血管,有改善微循环的作用。

（5）有增强记忆力的作用。

（6）抗心律失常。

（7）有抗应激作用。

【常用量】5～10g,入煎剂打碎。三七粉每次服2～5g,每日2～3次。

【大剂量应用参考】

王德群观察发现,随着三七用量增大其止血作用增强。对各种出血症,一次口服量达30～50g,疗效要比常规用量要好。(《中医杂志》)

2.血余炭

血余炭又名人发炭。为人的头发洗净的加工品。

【性味功效】味苦,性平。止血消瘀。

【临床功用】

有止血功用,可用于治疗出血性疾病。

【常用量】研末冲服,每服2～3g;入煎剂,5～10g。

【参考方】

慢性声带炎及声音嘶哑:血余炭15g,水煎服,或其研末2g,每日2次。

3.血竭

血竭又名麒麟竭、血力花,主产于我国广东、台湾等地及印度尼西亚等。

【性味功效】味甘、咸,性平。化瘀止痛,止血,收敛生肌。

【临床功用】

（1）抗血栓形成,抗血小板聚集。

（2）有收敛止血作用。

（3）对金黄色葡萄球菌、淋球菌、伤寒杆菌等均有较强的抑制作用。

（4）对多种真菌均有不同程度的抑制作用,可以治疗皮肤癣病。

【常用量】内服,每次1～1.5g。

【参考方】

（1）何少山:血竭临床应用指征为瘀血内停,血行失畅的病症。尤其对妇女血瘀内积成癥，血液黏滞者必用血竭。血竭口服活血祛瘀止痛，外敷止血生肌敛疮，既能祛瘀又能止血，临床用之每获良效。但掌握活血而不破血，逐瘀而不伤正的原则，只可暂用，不宜久服，宜中病即止。

治妇女血瘀内积成癥者（如子宫内膜异位症、卵巢囊肿、盆腔炎性包块、盆腔粘连等），以血竭 5g 配伍红藤、败酱草各 30g，当归 12g，炒赤芍、桃仁、茯苓各 10g，制乳香、制没药、桂枝各 5g。

治功能失调性子宫出血、阴道下血不止者，以血竭配三七粉（吞）各 3g，黄芪 30g，煅牡蛎 18g，乌贼骨、茯苓、焦白术各 10g，附片炭 5g。

治药物流产后恶露不绝，以血竭 5g 配当归、益母草、莲房各 30g，川芎、马齿苋各 15g，失笑散（包）10g，熟大黄 9g。

（2）周亨德：口服血竭粉，每次 1g，每日服 4 次，至大便潜血转阴后，改为每日 2 次，再观察 2 日，至隐血为阴性者停药。

4．茜草

茜草又名茜草根。主产于安徽、江苏、山东等地。

【性味功效】味苦，性寒。凉血止血，活血祛瘀。

【临床功用】

（1）溶石：茜草能防止实验性肾和膀胱结石的形成。

（2）茜草可使冠状动脉流量增加、心肌梗死范围缩小，其作用优于丹参。

（3）活血与止血：活血宜用生茜草；止血多用炒茜草。

（4）镇咳：茜草根煎剂有明显的镇咳作用。

（5）抗癌：据报道，野生茜草中含有很强的抗癌成分，且对正常细胞的毒性很低。

（6）有收缩子宫、缓解肠道痉挛的作用。

【常用量】10～20g。

5．花蕊石

花蕊石又名花乳石、白云石，产于江苏、浙江、陕西、山西等地。

【性味功效】味酸、涩,性平。止血,化瘀。

【临床功用】

（1）促进血液凝固,止血。

（2）有镇静、抗惊厥之效力,优于龙骨、龙齿。

【常用量】10～15g。

6.蒲黄

蒲黄又名蒲花、蒲捧花粉,主产于浙江、江苏、安徽等地。

【性味功效】味甘,性平。止血祛瘀。

【临床功用】

（1）降脂,有降低血清胆固醇,抑制粥样硬化形成作用。

（2）本品浓度高时呈活血作用,浓度低时止血。

【常用量】10～20g。

第七节　补血药

1.鸡血藤

鸡血藤又名血藤、血风藤。主产于云南、贵州、江西等地。

【性味功效】味苦、微甘,性温。补血行血、舒筋活络。

【临床功用】

（1）抗感染,对关节炎痛有显著疗效。

（2）补血:能刺激造血系统,增加白细胞、血红蛋白及血小板。

（3）兴奋子宫。

（4）镇静、催眠。

【常用量】10～30g。

2.熟地黄

熟地黄又名大熟地。主产于河南、河北等省。

【性味功效】味甘,性微温。养血、滋阴,为补益肝肾之要药。

【临床功用】

（1）止血：本品有促进血液凝固的作用。

（2）刺激造血功能。

（3）有和缓的泻下作用。

（4）有显著的强心作用。

（5）抗过敏、抗感染。

（6）利尿。

【常用量】10～30g。

【使用注意】消化不良及腹泻者，不宜大剂量应用。

3．阿胶

阿胶又名驴皮胶，阿胶珠。主产于山东。

【性味功效】味甘，性平。补血滋阴，润燥，止血。

【临床功用】

（1）有止血作用。

（2）刺激造血系统而补血，疗效优于铁剂。

（3）实验证明，阿胶尚能预防和治疗进行性肌营养不良。

（4）本品能促进健康人淋巴细胞转化，亦能提高肿瘤患者的淋巴细胞转化率。

（5）阿胶能改善体内钙的平稳，促进钙的吸收，使血钙稍有增加。

【常用量】5～15g。

【使用注意】入汤剂，打碎溶化后服，或用温开水或黄酒炖化服用。

4．当归

因产地不同，当归有秦归、云归、川归之称。

【性味功效】味甘、辛，性温。养血补虚，活血止痛，润肠通便。

【临床功用】

（1）扩张血管。

（2）抗血栓形成，抗血小板聚集。

（3）有补血作用。

（4）镇静、镇痛。

（5）降血脂、抗动脉粥样硬化，并使粥样硬化斑块缩小。

（6）润肠通便。

【常用量】10～20g。

【使用注意】为达子宫收缩目的，可久煎除挥发油；若使子宫弛缓，则宜后下。

【大剂量应用参考】

（1）治疗血栓性静脉炎：当归60g，丹参、连翘各30g，蒲公英、地丁草各12g，桃仁、红花、地龙、甘草各9g。每日煎服1剂，分2次服。（《中国中西医结合杂志》）

（2）治疗中风后遗症：岷当归60～120g，川芎9～20g，黄芪15g，赤芍10～15g，水蛭6～9g，甘草5g，并随症加减。水煎服，每日1剂，30日为1个疗程。（《中国中西医结合杂志》）

（3）治疗缺血性心脏病：岷当归30～90g，川芎10～30g，瓜蒌9～12g，薤白9g，半夏10g，丹参12g，片姜黄7～9g，甘草5～9g。水煎分2次服，每日1剂。岷当归用量每剂由30g逐渐加至60g，疗效不佳者可加至90g。患者有腹泻症状者酌减。岷当归的用量宜大，一般在每日30～90g之间，并经临床观察及动物实验证实无毒性不良反应。（《中国中西医结合杂志》）

5．何首乌

何首乌又名首乌。产于四川、广东、广西、江苏、浙江等地。

【性味功效】味苦甘涩，性微温。补益精血、润肠。

【临床功用】

（1）本品能促进肾上腺皮质功能，且能促进造血细胞生长。

（2）本品有减慢心率作用，剂量加大作用更加明显。

（3）本品有延长寿命作用，且优于维生素E。

（4）润肠通便。

（5）本品有延缓动脉粥样硬化作用，且降血脂。

（6）保肝。

111

【常用量】10～20g。

【使用注意】通便宜用生首乌。

【参考方】

（1）治疗精神分裂症：何首乌90g，夜交藤90g，红枣2～6枚，制成煎剂，每日服1剂，分两次服，15日为1个疗程。(《中药临床新用》)

（2）治疗高脂血症：制首乌30g，加水300ml，煎20分钟左右，取汁150～200ml，分2次温服，每日1剂，20天为1个疗程。(《中药临床新用》)

6. 白芍

白芍又名白芍药。主产于浙江、安徽、四川等地。

【性味功效】味苦酸，性微寒。养血敛阴，柔肝止痛。

【临床功用】

（1）有明显的镇静、镇痛作用，可广泛用于多种疼痛的治疗。

（2）有降血糖作用：研究表明，血浆中含糖量随用药时间延长而逐渐降低，并且其降糖作用与剂量有关，可用于高血糖的治疗。

（3）解痉、解热，且有缓解便秘，缓解高血压的作用。

（4）止血。

（5）调解免疫：小剂量能增强免疫功能，大剂量应用白芍有免疫抑制作用。

（6）扩张血管、抗心肌缺血、抑制血小板聚集。

【常用量】10～15g。

【大剂量应用参考】

（1）治疗胆石症：白芍100g，郁金50g，丹皮50g，柴胡50g，枳实40g，半夏40g，黄芩50g，大黄40g，干姜30g。水煎服，每日1剂。(《中国中西医结合杂志》)

（2）有报道，治疗妇女阴道痉挛症应用芍药甘草汤，方中白芍每剂用至100g，配生甘草5g，取其酸甘缓急止痛解痉之功。临床治疗多例，均获痊愈，疗程最短10日，最长2个月，治疗过程中未发现有不良反应。(《国

医论坛》)

（3）治疗老年痰喘症：生白芍 40g，苏子、白芥子、莱菔子各 10g，玄参 20g，熟地黄 30g，焦白术 15g，炙甘草 6g。水煎服，每日 1 剂。（《成都中医学院学报》，现《成都中医药大学学报》）

（4）治疗术后肛门激惹症：白芍 60g，生甘草 30g，醋玄胡 15g。水煎服，每日 1 剂，分早、晚两次分服，连服 3 日。王德元发现：该方有明显的减轻或防止内痔、混合痔术后肛门的挛缩现象，从而达到缓解或消除疼痛的作用。

【参考方——笔者方】

（1）疼痛：白芍 50～150g，甘草 30～150g，蔓荆子 50～100g，水煎服。

（2）呃逆：白芍 50～100g，香附 50g，甘草 50g，枳壳 30g，砂仁 10g，水煎服。

第八节　止咳祛痰平喘药

一、止咳药

木蝴蝶

木蝴蝶又名玉蝴蝶，千层纸。主产于四川等地。

【性味功效】味苦甘，性凉。清热利咽。

【临床功用】

（1）本品有抗氧化作用。

（2）本品水煎剂（15～20g）有显著的镇咳疗效。

（3）可防治白内障。

【常用量】10～15g。

【参考方——笔者方】

（1）肺热干咳、声音嘶哑：木蝴蝶 3g，桔梗、胖大海各 6g，甘草 3g，水煎代茶频饮。另一方无桔梗,加蝉蜕 3g,胖大海改为 9g,水煎服。

（2）急性气管炎、百日咳:木蝴蝶 15g,胖大海、桑白皮、款冬花各 10g,水煎服。

（3）慢性咽炎:木蝴蝶 15g,金银花、菊花、沙参、麦冬、乌梅各 10g,水煎频服。

（4）甘草、半夏均有显著镇咳作用,可参阅有关章节。

二、祛痰止咳药

1. 桔梗

桔梗又名苦桔梗、玉桔梗、白桔梗。主产于安徽、江苏、山东等地。

【性味功效】味苦、辛,性平。开宣肺气、祛痰排脓。

【临床功用】

（1）明显祛痰。

（2）镇咳。

（3）抗感染:桔梗提取物可增强巨噬细胞的吞噬功能,增强中性白细胞的杀伤力,提高溶菌酶的活性。

【常用量】5～10g。

【使用注意】服后能刺激胃黏膜,可引起恶心。

2. 白前

白前又名竹叶白前。主产于浙江、安徽、河南等地。

【性味功效】味辛甘,性微温、祛痰、降气止咳。

【临床功用】

（1）有一定的抗感染作用。

（2）抗血栓形成。

（3）有明显的镇咳、祛痰作用。

【常用量】10～15g。

3. 紫菀

紫菀又名软紫菀。我国各地多有栽培。

【性味功效】味辛苦,性温。止咳化痰。

【临床功用】

(1)对大肠杆菌、变形杆菌、伤寒杆菌等有抑制作用。

(2)祛痰、镇咳。

【常用量】5～10g。

三、止咳平喘药

1.百部

百部又名百部草。主产于华东、中南、华南等地。

【性味功效】味甘苦,性微温。润肺下气,止咳,杀虫。

【临床功用】

(1)抗菌:百部煎剂对痢疾杆菌、伤寒杆菌、副伤寒杆菌等均有抑制作用。酒浸液对人结核分枝杆菌有抑制作用,浓度高时可将其杀死。

(2)镇咳:百部生物碱能降低动物呼吸中枢的兴奋性,抑制咳嗽反射,而产生镇咳作用。

(3)平喘:本品对支气管平滑肌有松弛作用。

(4)杀虫:实验表明,百部对人体多种寄生虫有杀灭作用。

【常用量】5～10g。

【参考方】

(1)治疗疥疮:百部125g,75%乙醇500ml,将百部加入乙醇内浸泡1周后为百部酊备用。用百部酊每日从颈向下全身擦一遍,皮损部位每日密集擦2次,5日为1个疗程。

灭疥酊:百部100g,苦参、白鲜皮各80g,花椒30g,白矾20g,樟脑10g,冰片6g,上药分别碾细,浸泡于75%乙醇1 500ml,5天后,滤取药液,瓶封备用。每天用芒硝50g,兑入热水中洗浴1次,待干后,遍涂全身,每日3次,7日为1个疗程。(《中药临床新用》)

(2)治疗足癣:百部、黄精(均为干品)各500g,加入75%乙醇1 800ml内浸泡半月,然后加蒸馏水250ml,摇匀即可。患足洗净擦干,外涂药液,

每日2～3次。(《中药临床新用》)

2．旋覆花

旋覆花又名覆花、茯花、金佛花。主产于河南、河北、江苏等地。

【性味功效】味苦辛咸,性微温。消痰利水,降气止呕。

【临床功用】

(1)镇咳平喘。

(2)止呕吐。

(3)明显抑制金黄色葡萄球菌、炭疽杆菌及福氏痢疾杆菌。

【常用量】5～10g。

【附】

金沸草又名旋覆梗。味苦、辛、咸、微温。化痰止咳。功效类似旋覆花。用10～15g。

3．牡荆子

牡荆子为牡荆的果实。

【性味功效】味苦、辛,性平。止咳,平喘,下气。

【临床功用】

本品有明显的镇咳、祛痰作用,且有一定的平喘作用。

【常用量】5～10g。

四、祛痰药

1．前胡

前胡分为白、紫两种前胡。主产于浙江、江西等地。

【性味功效】味苦辛,性微寒。降气祛痰,宣散风热。

【临床功用】

(1)抗溃疡:紫花前胡甲醇总提取物对应激性溃疡,有明显的抑制作用。

(2)祛痰:前胡有较好而持久的祛痰作用,其效果与桔梗相仿。

(3)抗过敏作用。

（4）解痉、解热。

（5）前胡能抑制酪氨酸酶，降低黑色素的生成。

（6）扩张冠状动脉。

【常用量】5～10g。

2.瓜蒌

瓜蒌主产于陕西、江苏、浙江、山东等地。

【性味功效】味甘，性寒。清肺化痰，利气宽胸。

【临床功用】

（1）瓜蒌可显著降低心率，左室内压峰值，还能显著降低动脉压峰值。

（2）有良好的祛痰效果，且镇咳。

（3）抗溃疡：瓜蒌能明显降低胃酸分泌及胃酸的浓度。

（4）抗血小板聚集，且可明显降低血液黏度。

（5）有泻下作用，较蒌仁明显低。

（6）有明显的扩张冠状动脉作用，对心肌缺血有明显的保护作用。

【常用量】全瓜蒌15～30g，瓜蒌皮15～20g。

【使用注意】本品反乌头。

【大剂量应用参考】

　　陈景河认为瓜蒌主治热邪伤津，痰热黏稠之胸闷。治胸痹，以瓜蒌50g配薤白15g；治痰热结胸，以瓜蒌50g配川黄连15g；治痰热壅肺之咳嗽，以瓜蒌50g配伍知母30g，川贝母10g；治乳腺增生症，以瓜蒌30g配夏枯草、鹿角各20g；治脂肪肝，以瓜蒌配白芍、金钱草各30g，郁金、柴胡各20g，葛根15g。

3.白芥子

白芥子又名芥子、芥菜子。盛产于安徽、河南、山东等地。

【性味功效】味辛，性温。温肺化痰，利气散结。

【临床功用】

（1）抗真菌，可治疗真菌所致皮肤癣病。

（2）祛痰：小剂量能引起反射性气管分泌增加，而有恶心性祛痰作用。

（3）助消化：白芥子油能增加唾液和胃液分泌，发挥健胃，助消化作用。

【常用量】5～10g。外用适量。

【使用注意】皮肤溃破者，不可用。多量内服可引起呕吐。

【大剂量应用参考】

（1）治疗淋巴肉瘤：朱曾柏教授以白芥子豁痰散结消肿，常用至每日30g，取得良好效果。(《新中医》)

（2）治疗甲状腺功能亢进

Ⅰ号方：白芥子40g，麦冬、生地黄、丹皮、夜交藤各20g，龙胆草15g。

Ⅱ号方：白芥子40g，生地黄、丹皮、黄芪、夜交藤各20g，麦冬15g。

水煎服，每日1剂。(《中国中西医结合杂志》)

4. 青礞石

青礞石又名礞石、烂石。为硅酸盐类矿石。以四川产为佳。

【性味功效】味甘、咸，性平。下气消痰，平肝镇惊。

【临床功用】

（1）有祛痰作用。

（2）有镇静作用，可用于治疗癫狂。

【常用量】10～15g。

【使用注意】孕妇慎用。

5. 海藻

海藻产于我国沿海地带。

【性味功效】味咸，性寒。清热消痰，软坚散结。

【临床功用】

（1）海藻含碘，多与氨基酸蛋白质结合，可防治缺碘引起的甲状腺激素不足。

（2）本品有抗凝血作用，抗血栓，能改善微循环。

（3）降脂：本品所含藻胶酸硫酸酯有显著降胆固醇作用。

（4）海藻水浸剂有降压作用。

（5）本品有免疫调节作用。

【常用量】10～15g。

五、平喘药

1．葶苈子

葶苈子有甜葶苈、苦葶苈两种，产于陕西、河北、山东、江苏等地。

【性味功效】味苦、辛，大寒。泻肺平喘，利水消肿。

【临床功用】

（1）平喘。

（2）利水。

（3）有强心苷样作用。

（4）可用于治疗充血性心力衰竭。

【常用量】5～10g。

【使用注意】甜葶苈偏于平喘，苦葶苈偏于利水。

【大剂量应用参考】

（1）心力衰竭：葶苈子30～45g，万年青15～30g，附子15～40g，并随症加减。方中附子先煎1小时，再入余药同煎，每日1剂，水煎分3次服，3日为1个疗程。（《浙江中医杂志》）

（2）治疗包裹性胸膜炎：葶苈子30～60g，全瓜蒌、赤小豆各15～30g，薤白、茯苓各10～15g，百部3～10g，青皮、白芥子各3～9g。水煎服，每日1剂。同时配合西药抗结核，中药外敷。（《陕西中医》）

（3）治疗原发性蛛网膜下腔出血：葶苈子30g，陈皮、茯苓、合欢皮、佩兰、菖蒲各15g，半夏、竹茹各10g，天竺黄（研面冲服）、甘草各5g。头痛重者，葶苈子逐渐加至50～60g，但应注意腹泻的发生，并随症加减。水煎服或鼻饲，每日1剂。（《辽宁中医杂志》）

2．桑白皮

桑白皮又名桑根皮、桑皮。产于江苏、浙江、安徽、山东等地。

【性味功效】味甘，性寒。泻肺平喘、利尿消肿。

【临床功用】

（1）有镇静、安定作用。

（2）类似阿司匹林镇痛作用。

（3）有较弱的利尿、镇咳作用。

（4）降血糖。

（5）降血压。

【常用量】10～20g。

3. 胡颓叶

胡颓叶又名胡颓子叶、蒲桑叶。产于安徽、江西、四川等地。

【性味功效】味酸苦,性微温。平喘。

【临床功用】

本品能扩张支气管,奏平喘之效。

【常用量】10～15g。

六、止咳祛痰平喘药

1. 款冬花

款冬花又名款冬。产于河南、甘肃、山西、四川等地。

【性味功效】味辛,性温。润肺下气,止咳化痰。

【临床功用】

（1）止咳、祛痰:本品有显著的镇咳作用,并有一定的祛痰作用。

（2）平喘:本品对组胺引起的支气管痉挛有解痉作用,但不如氨茶碱确切。

（3）抗菌:本品在体外对金黄色葡萄球菌、链球菌、脑膜炎奈瑟菌、结核分枝杆菌、绿脓杆菌等多种细菌均有抑制作用。

（4）对子宫的作用:小剂量兴奋子宫,大剂量则呈现抑制作用。

（5）解痉:实验证明,本品对胃肠平滑肌及气管平滑肌有程度不等的解痉作用。

【常用量】5～10g。

【使用注意】款冬花煎剂，毒性很小。但其提取物注射时，如量大可致动物狂躁不安，甚至惊厥死亡。

【参考方】

（1）肺热咳嗽：款冬花、渐贝母、桑白皮、知母、杏仁各 10g，五味子、甘草各 5g，水煎服。（笔者方）

（2）慢性支气管炎：款冬花、杏仁、桑白皮各 10g，知母、川贝母各 15g，水煎服。（笔者方）

（3）吴孚先治王夏无故四肢厥冷，神昏不语，问之曾食瘟猪。乃令以款冬花二两煎汤灌之而痊。盖所食乃瘟猪肺也。（《冷庐医话》）

2．杏仁

杏仁又名苦杏仁、山杏仁。

【性味功效】味苦，性微温。止咳平喘，润肠通便。

【临床功用】

（1）有镇咳、祛痰、平喘作用。

（2）驱虫：杏仁油对蛔虫、钩虫、蛲虫等均有杀灭作用。

（3）通便：本品有润肠缓泻作用。

【常用量】5～10g。

【使用注意】苦杏仁长于止咳平喘，甜杏仁长于润肠通便。本品有毒，不可大剂量服用。

3．枇杷叶

枇杷叶又名卢橘。产于长江流域。

【性味功效】味苦，性凉。化痰止咳。

【临床功用】

（1）枇杷叶水煎剂对金黄色葡萄球菌、肺炎球菌、福氏痢疾杆菌、甲型流感病毒及单纯疱疹病毒等有抑制作用。

（2）驱除蛲虫。

（3）止咳祛痰平喘。

【常用量】10～15g。

4．浙贝母

浙贝母又名浙贝、大贝、象贝。主产于浙江。

【性味功效】味苦，性寒。化痰止咳，清热散结。

【临床功用】

（1）镇静、镇痛。

（2）镇咳。

（3）抑制腺体分泌，但较阿托品弱。

（4）兴奋子宫：0.5mg 的浙贝母碱与 0.4mg 的麦角新碱相似。

（5）减慢心率。

（6）扩瞳。

【常用量】10～20g。

【使用注意】本品反川乌、草乌。

5．白果

白果又名银杏、白果仁。南方各地均有栽培，以华东出产最多。

【性味功效】味苦、甘、涩平。敛肺定喘，收涩止带。

【临床功用】

（1）扩张脑动脉。

（2）止咳、祛痰、平喘。

（3）对肾炎蛋白尿有较好的疗效。

（4）治疗肾结石。

【常用量】5～10g。

6．川贝母

川贝母主产于四川、甘肃、云南等地。

【性味功效】味苦甘，性微寒。化痰止咳，清热散结。

【临床功用】

（1）有止咳祛痰平喘作用。

（2）松弛平滑肌：其解痉作用类似罂粟碱。

（3）兴奋子宫。

（4）降血压、升血糖。

（5）抑制中枢神经系统，有镇静、镇痛作用。

【常用量】5～10g。

【使用注意】本品反乌头。

【大剂量应用参考】

治咳逆，喉中如水鸡声方：川贝母、炙甘草各二两，麻黄、桂心各四两，干姜、半夏各二两，杏仁七十枚。先煮麻黄去上沫，再煮诸药服。（《小品方》贝母汤）

7. 核桃仁

核桃仁又名胡桃仁、胡桃肉。我国大部地区均有栽培。

【性味功效】味甘，性温。润肠通便，补肺敛肺。

【临床功用】

（1）润肠通便。

（2）抗脂质过氧化。

（3）降血脂

（4）增加体重，增加血清白蛋白。

【常用量】10～15g。

第九节 祛风湿药

一、祛风湿止痛药

1. 威灵仙

威灵仙又名灵仙、铁角威灵仙。分布于江苏、安徽、浙江、四川等地。

【性味功效】味辛、微苦，性温。祛风湿，通络止痛。

【临床功用】

（1）解热：可通过调节体温中枢而解热。

（2）威灵仙水煎剂能促进胆汁分泌，防治胆结石。

（3）抗组胺。

（4）镇痛。

（5）降低血压。

（6）消骨鲠。

【常用量】10～15g。

【使用注意】服用时忌茶。

【参考方】

曾某，女，61岁。患者于1962年2月13日以咽喉骨鲠来诊。据诉5天前误食鱼骨，致颈部作梗，吞咽痛不能进食，5天内曾饮过白醋约50ml，吃酸梅数粒，无明显效果。每日仅能慢咽流质饮食少量。检查：耳鼻咽喉无重要发现。X线吞钡及棉花纤维透视，见钡通过食管1/3处有局部钡影停留表现，持久性不下，同时发现该处食管轻度痉挛表现，诊断为食管上1/3异物，次日上午予威灵仙煎剂1剂（威灵仙1两，加水两碗，煎至1碗，在1～2小时内少量频频咽下）。下午患者即感颈部梗阻感消失，夜即进食如常，吞咽无阻。为防止其他并发症，在服药期间予青霉素40万单位肌内注射，15日上午再次透视复查，钡通过食管无滞留表现，原食管上1/3处之异物已不存在。（《中医杂志》1962年第5期）

2. 独活

独活又名大活。产于四川、浙江、安徽等地。

【性味功效】味辛、苦，性温，祛风胜湿止痛。

【临床功用】

（1）活血：有抗凝血，抗血小板聚集，抗血栓形成的作用。

（2）有明显的镇痛作用。

（3）抗组胺。

（4）能解除平滑肌痉挛。

（5）兴奋呼吸中枢。

（6）抗感染：其作用与阿司匹林相当。

【常用量】10～15g。

【使用注意】本品苦燥,阴虚者慎用。

3.穿山龙

穿山龙又名穿地龙、穿龙骨。产于东北、华北、华中等地。

【性味功效】味苦,性平。祛风除湿,活血通络。

【临床功用】

(1)穿山龙在体内有类似可的松样作用。

(2)强心,减慢心率。剂量过大,则抑制心肌收缩力。

(3)抗凝血,抗甲状腺功能亢进。

(4)降血脂。

(5)镇咳祛痰平喘。

【常用量】10～15g。

4.木瓜

木瓜主产于安徽宣城及四川等地。

【性味功效】味酸,性温。舒筋活络,和胃化湿。

【临床功用】

(1)对多种肠道致病菌和葡萄球菌有显著的抑制作用。

(2)木瓜冲剂可减轻肝细胞脂变及肝细胞坏死,且有促进肝细胞修复的作用。

(3)木瓜粉能提高缺氧损伤神经细胞的抗氧化能力,促进神经细胞功能的恢复。

(4)抗感染:可用于风湿性关节炎的治疗。

(5)有松弛横纹肌作用。

【常用量】10～15g。

【参考方——笔者方】

(1)肠道感染:木瓜50g,炒大黄20g,金樱子30～50g,地榆50g。水煎服。

(2)肝炎:木瓜50g,五味子30g,白芍30g,桑葚30g。水煎服。

5.伸筋草

伸筋草又名舒筋草。产于华北、东北、华中等地。

【性味功效】味苦、辛，性温。祛风除湿，舒筋活络，利水退肿。

【临床功用】

（1）本品具有抗风湿性关节炎的作用。

（2）兴奋平滑肌：所含石松碱对小肠、子宫有兴奋作用。

（3）有明显解热作用。

（4）本品对痢疾杆菌有明显的抑制作用。

（5）能利尿及增加尿酸排泄。

【常用量】10～15g。

6．寻骨风

寻骨风又名毛木香。产于长江流域等地。

【性味功效】味苦，性平。祛风湿，通络止痛。

【临床功用】

（1）抗感染：可用于治疗类风湿关节炎、风湿性关节炎。

（2）镇痛。

（3）抗着床、抗早孕、终止妊娠。

【常用量】10～15g。

【使用注意】本品含马兜铃酸成分，过量应用及久用可导致肾功能损害。

7．豨莶草

豨莶草又名豨莶、风湿草。主产于江苏、浙江。

【性味功效】味苦、辛，性寒。祛风湿，通经络，清热解毒。

【临床功用】

（1）本品有明显的抗血栓形成作用。

（2）有抗感染作用。

（3）有镇静作用。

（4）有降血压作用。

（5）抗风湿：可用于风湿性关节炎、类风湿关节炎、风湿引起的筋骨疼痛的治疗。

（6）有免疫抑制作用。

【常用量】15～30g。

8. 萆薢

萆薢又名菝葜、山田薯。产于湖南、广东、广西、浙江等地。

【性味功效】味苦,性平。利湿浊,祛风湿。

【临床功用】

（1）有雌激素样作用。

（2）降血糖。

（3）美发。

（4）抗动脉粥样硬化。

【常用量】10～15g。

9. 祖师麻

祖师麻又名祖司麻。主产于甘肃、陕西、四川等地。

【性味功效】味辛、苦,性温,有小毒。麻醉、止痛、活血。

【临床功用】

（1）镇痛、镇静。

（2）扩张血管,降血压。

（3）促进尿酸排泄。

（4）有麻醉作用。

（5）抗凝血,为维生素K的拮抗剂。

【常用量】5～10g。

【使用注意】药酒或膏剂外敷虽能止痛,但可刺激皮肤起疱。

10. 蚕沙

蚕沙又名晚蚕沙、蚕粪。产于南方养蚕地区。

【性味功效】味甘、辛,性温。祛风除湿。

【临床功用】

（1）生发效果好。

（2）抗病毒,可用于治疗病毒性肝炎。

（3）有明显的抗血栓作用。

（4）增强造血功能。

【使用注意】入汤剂宜包煎。

【参考方】

治疗荨麻疹，可用本品50g水煎服。

11．海风藤

海风藤又名风藤。主产于福建、广东、浙江等地。

【性味功效】味辛苦，性微温。祛风湿，通经络。

【临床功用】

（1）抗心肌缺血，扩张冠状动脉。

（2）抗血小板聚集。

（3）保护脑缺血性损伤。

（4）保护神经细胞。

（5）有较强的抗组胺作用。

【常用量】10～30g。

【参考方——笔者方】

（1）治疗荨麻疹：海风藤50g，甘草50g，大枣50g，乌梅50g，薄荷20g，水煎服。

（2）治疗心脑缺血：海风藤50g，葛根50～100g，川芎15～30g，黄芪50～150g，水蛭10g，水煎服。

12．海桐皮

海桐皮又名刺桐皮，接骨药。分布于我国南方。

【性味功效】味苦，性平。祛风除湿，通经止痛。

【临床功用】

（1）抗感染：有类似肾上腺皮质激素样抗风湿性关节炎的作用。

（2）有明显的镇痛作用。

（3）松弛胆道括约肌、松弛平滑肌。

（4）有镇静作用。

（5）对皮肤真菌有抑制作用。

【常用量】10～15g。

【使用注意】本品有积蓄作用,毒性主要表现为对心肌和心脏传导的抑制,大剂量可引起心律不齐及低血压。

13．桑枝

桑枝又名桑条。产于我国南方。

【性味功效】味甘苦,性平。祛风湿,利关节。

【临床功用】

（1）治疗 2 型糖尿病,可用本品水煎服。

（2）利水,消水肿。

（3）提高淋巴细胞转化率,增强免疫。

【常用量】10～20g。

【参考方】

（1）治疗风湿性关节炎:可用桑枝 30～50g,水煎服。

（2）提高淋巴细胞转化率:用桑枝 30g 水煎服,一个月后,慢性肝炎、慢性肾炎、慢性气管炎等各种疾病所致淋巴细胞转化率低下的患者,其转化率均会提高。嫩桑枝效果更好。

14．桑寄生

桑寄生又名寄生,产于广东、广西、河南、河北等地。

【性味功效】味苦,性平。祛风湿,养血安胎。

【临床功用】

（1）抗心律失常:本品对室颤有显著对抗作用,能减慢心率。

（2）抗心绞痛:本品显著增加冠状动脉流量。

（3）有明显的抗血栓作用。

（4）降血脂。

（5）降血压:单用本品 60g 水煎,确有疗效。

（6）有显著的利尿作用。

【常用量】20～30g。

15．秦艽

秦艽又名大艽、西秦艽。主产于甘肃、陕西、山西、黑龙江、辽宁等地。

【性味功效】味苦、辛，性平。祛风湿，退虚热。

【临床功用】

（1）解热。

（2）抗感染：本品有类似肾上腺皮质激素样抗风湿性关节炎作用。

（3）镇静、镇痛。

（4）抗过敏。

（5）抑制子宫平滑肌收缩。

（6）减慢心率，降血压。

【常用量】10～15g。

16．雷公藤

雷公藤又名黄藤根、红药。主要分布于长江流域。

【性味功效】味苦辛，性凉，有毒。祛风除湿，活血通络，消肿止痛。

【临床功用】

（1）本品可为细胞免疫和体液免疫的抑制剂。

（2）抗感染。

（3）有解除血液聚集性，血液黏滞性，纠正纤溶障碍，抗凝、改善微循环、减低外周阻力的作用。

【常用量】10～15g。

【使用注意】过量损害肝、肾功能，减少血细胞及血小板。

17．川乌

川乌又名川乌头。主产于我国四川。

【性味功效】味辛，性热。有毒。温经止痛，祛风除湿。

【临床功用】

（1）有局部麻醉作用。

（2）所含乌头碱有类似肾上腺皮质激素样抗感染作用。其抗感染作用强于阿司匹林。

（3）扩张冠状动脉：乌头煎剂有扩张冠状动脉血管的作用。

（4）镇痛。

（5）镇静。

（6）强心：乌头碱能选择性兴奋迷走神经，对心肌有直接兴奋作用。

【常用量】5～10g。

【使用注意】

（1）孕妇忌用。

（2）不宜与半夏、瓜蒌、贝母、白及、白蔹配伍。

【大剂量应用参考】

（1）治虚劳损伤胸满痛，挛急短气，面黄失色，头眩心烦，梦寝失精，寒气肢节疼及两腋，不得喘息，牵痛，方用乌头、独活、川椒、芍药、人参、白术各二两，厚朴四两，桂心五两，麦门冬、细辛各一两，吴茱萸一升，当归、生姜、炙甘草各二两。水煎服。（《千金翼方》）

（2）治疗坐骨神经痛：制川乌 30g（先煎 2 小时），黄芪 12g，白芍 15g，桂枝、当归、川芎、川牛膝、炙甘草各 10g，麻黄、红花各 6g，蜈蚣 2 条。水煎服，每日 1 剂。（《中国中西医结合杂志》）

（3）川乌头超大剂量应用始于仲景，在其著名的方剂乌头汤中，川乌用量是五枚，治疗脚气疼痛，不可屈伸。据推算，五枚川乌头的实际重量不低于 150g。（《伤寒论讲解》）

（4）天津王士福教授治疗寒痹证，提倡重用川乌、草乌，且每剂用量均用至 30g。王教授重用川乌头时，非常注意其配伍、煎法和服药时间。其经验是：在重用川乌、草乌的同时，配以生甘草 30g，与二乌同时先煎一个小时；当痹痛明显减轻，或只感痛处轻微麻木时，即停用大剂量的川乌和草乌，而改用甘淡渗泄之品以祛湿邪。（《当代名医临证精华》）

（5）治疗椎间盘突出症：制川乌、制草乌各 9g，熟附子 15g，麻黄 12g，黄芪 60g，白芍 30g，甘草 15g，并随症加减。水煎服，每日 1 剂。（《河北中医》）

18. 徐长卿

徐长卿又名逍遥竹。产于江苏、浙江、山东等地。

【性味功效】味辛苦,性温。止痛、祛风。

【临床功用】

（1）有解热作用。

（2）有镇痛、镇静作用。

（3）牡丹酚有类似肾上腺皮质激素样抗风湿性关节炎的作用。

（4）徐长卿煎剂对福氏痢疾杆菌、伤寒杆菌等均有抑制作用。

（5）降血压、降血脂。

（6）减慢心率,增加冠状动脉流量,缓解心肌缺血。

（7）有明显的抗变态反应作用。

【常用量】根5～10g；全草15～30g。

19. 石杉

石杉又名华南马尾杉。主产于华南等地。

【性味功效】味苦,性凉。除湿、止痛。

【临床功用】

（1）石杉水煎剂有抗胆碱酯酶的作用。

（2）增强肌肉收缩力。

（3）可增强记忆力。

【常用量】10～20g。

【临床功用】

（1）石杉碱甲治疗重症肌无力效果较好。

（2）本品水煎剂治疗精神分裂症有效。

20. 老鹳草

老鹳草又名老鹳嘴、老鸦嘴、老贯筋。我国大部地区均有出产。

【性味功效】味苦、辛,性平。祛风除湿,舒筋活络,止泻。

【临床功用】

（1）止泻。

（2）孕激素样作用。

（3）有免疫抑制作用。

（4）有明显的镇咳作用。

（5）抗菌、抗病毒。本品煎剂除去鞣质后，抑菌效果减弱，但抑制病毒的效果不受影响。

【常用量】10～30g。

二、祛风湿补虚药

1．五加皮

五加皮又名南五加皮、刺五加皮，分细柱五加、短梗五加、刺五加。因品种不同，产地亦不同。

【性味功效】味辛、苦、微甘，性温。祛风湿，壮筋骨，安神益智。

【临床功用】

（1）本品有抗疲劳作用，对中枢神经系统有兴奋作用，且较人参强。

（2）调节心血管功能、调节机体对非特异刺激的反应、调节内分泌。

（3）增强免疫功能，明显增强巨噬细胞的吞噬功能。

（4）改善中枢神经功能，可用于神经衰弱的治疗。

（5）抗感染：短梗五加提取物具有抗感染、镇痛、抗风湿性关节炎的作用。其抗感染作用与肾上腺有密切关系，并能降低毛细血管的通透性。

（6）保肝：能增强肝脏的解毒功能，并可促进肝细胞的再生。

【常用量】10～20g。

2．狗脊

狗脊又名金毛狗脊、金毛狗。产于福建、四川、云南、浙江等地。

【性味功效】味苦、甘，性温。祛风湿，补肝肾，强筋骨。

【临床功用】

（1）有抗菌作用。

（2）止血：具有升高血小板，促进凝血作用。

【常用量】10～15g。

3．鹿衔草

鹿衔草又名鹿蹄草、鹿寿草。主产于浙江、四川、贵州等地。

【性味功效】味甘、苦,性平。祛风湿,强筋骨,止血。

【临床功用】

（1）本品能明显增加冠状动脉和脑血流量。

（2）止血。

（3）对志贺氏痢疾杆菌、伤寒杆菌有较强的抑制作用,对绿脓杆菌、变形杆菌等亦有抑制作用。其水煎剂有明显促进淋巴细胞转化的作用。

（4）升高血浆含量:其水煎剂能明显升高血浆CAMP的含量。

【常用量】15～20g。

4．香加皮

香加皮又名北五加皮、香加皮、香五加皮。主产于山西、河南、河北、山东等地。

【性味功效】味苦、辛,性温,有毒。祛风湿,壮筋骨,消水肿。

【临床功用】

（1）强心。

（2）抗感染。

（3）兴奋神经。

（4）有拟胆碱作用。

【常用量】6～10g。

【使用注意】不可过量或连续长期服用。

第十节　利尿、化湿、逐水药

一、利尿药

（一）平性利尿药

1．玉米须

玉米须又名玉米胡。

【性味功效】味甘,性淡平。利尿,利胆,降压。

【临床功用】

（1）利尿：有轻度利尿作用,尚可改善肾功能,减轻蛋白尿。

（2）有降低胆固醇及促进胆汁分泌作用。

（3）降血压、降血糖。

（4）本品提取液有抑制肾组织草酸钙结晶形成的作用。

（5）有增加血中凝血酶原含量及血小板的作用。

【常用量】20～30g。

【参考方——笔者方】

（1）肾病综合征：玉米须60g,水煎服,每日3次。

（2）水肿：玉米须60～90g,白术30g,煎汤代茶饮,或保温杯水浸泡。

（3）泌尿系感染：玉米须50g,金钱草100～150g,香薷100g,甘草8g,煎服。

2．半边莲

半边莲又名半边莲花。

【性味功效】味辛,性平。利水消肿,清热解毒。

【临床功用】

（1）持久降压：本品有显著而持久的降压作用。

（2）持久利尿：本品浸剂、粉剂均有显著而持久的利尿作用。有效剂量长期应用,利尿作用逐渐减弱。

（3）止血：本品煎剂有止血作用。

（4）本品煎剂对呼吸系统呈兴奋作用。

（5）抗蛇毒。

（6）抗乙型肝炎病毒。

【参考方】

毒蛇咬伤：可用半边莲外敷,或同时用半边莲30～50g,文火慢煎半小时口服。

3．茯苓

茯苓又名白茯苓、云苓,主产于云南、安徽、湖北等地。

【性味功效】味甘淡,性平。利水消肿。

【临床功用】

（1）有增强免疫作用。

（2）能增强胰岛素的活性,降血糖。

（3）可明显抑制酪氨酸的活性,抗皮肤色素沉着。

（4）有抗变态反应。

（5）保肝。

（6）利尿,并有防治泌尿系结石作用。

【常用量】15～20g。

【参考方——笔者方】

（1）水肿:茯苓 30g,白术 30g,猪苓 20g,水煎服。

（2）梅尼埃病:茯苓 30～50g,桂枝 30～50g,水煎服。

（3）荨麻疹:茯苓 30～50g,防风 15～20g,桂枝 40g,水煎服。

【附】

茯苓皮为茯苓的外皮,味甘淡,性平。利尿。常用量为 15～20g。

茯神,味甘性平,有镇静、利尿作用。常用量 15～30g。

4. 猪苓

猪苓又名野猪食,主产于河南、河北、安徽、浙江、四川等地。

【性味功效】味甘淡,性平。利水渗湿。

【临床功用】

（1）强利尿:猪苓煎剂有较强的利尿作用。

（2）保肝:本品所含葡聚糖对受损肝脏有修复作用。

（3）抗癌作用。

（4）促进毛发生长。

【常用量】10～15g。

5. 土茯苓

土茯苓又名土萆薢,主产于浙江、江苏、广西、广东等地。

【性味功效】味甘淡,性平。解毒,除湿。

【临床功用】

（1）利尿。

（2）抗钩端螺旋体。

（3）治疗梅毒有效。

（4）免疫抑制。

【常用量】15～30g。

【参考方——笔者方】

银屑病：土茯苓 60g，紫草 60g，生地黄 60g，地榆 50g，每日 1 剂，连用 2 周。

（二）寒性利尿药

1. 泽泻

泽泻又名水泻，四川、福建、江西等地均有栽培。

【性味功效】味甘，性寒。利小便，清湿热。

【临床功用】

（1）本品可使健康人的尿量增加，尿钠及尿素量也均增加，且有降血压作用。

（2）降血脂：泽泻提取物有降低胆固醇及甘油三酯含量的作用，并能预防动脉粥样硬化斑块的形成。

（3）减肥：本品水煎剂有减肥效果。

【常用量】10～15g。

【大剂量参考方】

（1）高脂血症：泽泻、制首乌、决明子各 30g，炒白术 15g，生大黄 6g，每日 1 剂，半个月 1 个疗程。（柴可夫方）

（2）梅尼埃病：泽泻 60～120g，法半夏 18～30g，白术 10g，钩藤 10g，每日 1 剂。（何秀彬方）

（3）高血压：泽泻 50～100g，益母草 15g，车前子 12g，夏枯草 12g，草决明 12g，钩藤 9g，桑寄生 15g，丹皮 9g，每日 1 剂，水煎，分 2 次服。9 剂为 1 个疗程。（朱文玉方）

2．薏苡仁

薏苡仁又名薏仁、苡仁、苡米，主产于福建、河北、辽宁等地。

【性味功效】味甘淡，性微寒。渗湿健脾。

【临床功用】

（1）解热。

（2）促排卵。

（3）抑制胰蛋白酶活性。

（4）松弛肌肉，抑制肌肉收缩。

（5）降血糖。

【常用量】15～30g。

【大剂量应用参考】

（1）治疗肉芽肿性唇炎：炒白术 6g，薏苡仁 60g（先煎），丝瓜络 20g，牡丹皮 10g，蒲公英 40g，赤芍 10g，金银花 10g，车前草 10g，白茯苓 20g，桑白皮 30g，川贝母 10g，山豆根 5g，水煮服，每日 1 剂，分 2 次服完。（许姜泽方）

（2）治疗肠痈：薏苡仁 100g，炮附子、败酱草各 30g。以水 1 000ml，先煎炮附子 30min，再入薏苡仁及败酱草，煎取汁约 500ml，过滤再加水 500ml，煎至 300ml，过滤；三煎加水 500ml，煎至 200ml，过滤，3 次滤液合并，分次服，每次 200ml，隔 2 小时服 1 次。（唐祖宣方）

（3）柴胡 6～18g，猫人参 30～120g，猫爪草 15～30g，生苡仁 30～120g，守宫 2～3 条（米炒，去米研末，兑服或吞服），石见穿 15～60g，清炙黄芪 15～60g，清炙甘草 6～18g，水煎，每日 3 服，饭后半小时服。（何公达方）

3．冬瓜皮

冬瓜皮又名白冬瓜皮、白瓜皮。

【性味功效】味甘，性寒。利水消肿。

【临床功用】

（1）利尿：单用效果较好。

（2）可用于治疗荨麻疹。

（3）高热口渴：用冬瓜连皮 500g，煎汤分次服。

【常用量】15～30g。

【附】

冬瓜仁，性味与皮相同。用量 15～30g。

4. 防己

防己又称粉防己，亦称汉防己，主产于浙江、安徽等地。木防己即广防己，主产于广东、广西。

【性味功效】味苦辛，性寒。祛风湿，利水，止痛。

【临床功用】

（1）有解热作用，且有解除疼痛之效。

（2）对关节炎有抗感染作用。

（3）粉防己碱有较强的钙通道阻滞作用，能扩张血管，降压，抗心脑缺血，抗心律失常。

（4）利水。

（5）抗过敏：粉防己碱既是过敏介质的拮抗剂，又是其阻释剂。

（6）有明显的抗皮肤瘢痕增生的作用。

【常用量】5～10g。

【使用注意】

（1）剂量过大，损害肾脏。

（2）汉防己利水效强，木防己止痛效明显。

（三）利尿通淋药

1. 车前草

车前草又名车前。

【性味功效】味甘，性寒。清热利尿，明目祛痰，凉血。

【临床功用】

（1）本品能增加尿酸盐排泄，具有抗痛风作用。

（2）本品有明显利尿作用，同时也能增加尿素、尿酸等排泄。

（3）本品对真菌有抑制作用。金黄色葡萄球菌对本品高度敏感。

（4）有祛痰镇咳作用。

（5）有降眼压作用。

【常用量】5～15g。

【附】车前子，味甘淡，性微寒，所治与车前草相同，但抗菌力弱。

【参考方——笔者方】

痛风：车前草50～100g，豨莶草30～50g，威灵仙30～50g。水煎服。

2. 石苇

石苇又名石皮、石兰。主产于广东、广西、江西等地。

【性味功效】味苦，性微寒。利水通淋，凉血止血。

【临床功用】

（1）利尿，排除尿路结石。

（2）有清除尿蛋白的作用。

（3）有促进细胞吞噬功能的作用。

（4）对单纯疱疹病毒有抑制作用。

（5）止血：可治咯血、吐血、鼻出血等出血性疾病。

（6）镇咳、祛痰、平喘。

【常用量】10～20g。

【参考方】

石韦30g，甘草3～15g，钩藤15g，炙麻黄、蝉衣、葶苈子各9g，乌梅6g。水煎服。（朱秀峰方）

3. 地肤子

地肤子又名地肤。产于江南各地。

【性味功效】味甘苦，性寒，清热、利湿，止痒。

【临床功用】

（1）抗真菌，可治疗真菌所致之皮肤病。

（2）止痒。

（3）抗迟发性变态反应。

【常用量】10～15g。

【大剂量应用参考】

治妊娠患淋,小便数,尿少,忽热痛酸胀,手足疼烦:地肤子十二两。初以水四升,煎取二升半,分温三服。(《子母秘录》)

4. 瞿麦

瞿麦又名野麦。

【性味功效】味苦,性寒。清热利水,破血通经。

【临床功用】

(1)有明显的利尿作用,有利于排出尿路结石。瞿麦穗的利尿作用较茎为强。

(2)抗菌:所含丁香油酚对金黄色葡萄球菌、大肠杆菌、伤寒杆菌等真菌均有抑制作用。

(3)有兴奋肠管、兴奋子宫的作用。

【常用量】10~15g。

【使用注意】孕妇慎用。

【参考方——笔者方】

(1)泌尿系感染:瞿麦50g,金钱草100g,乌梅50g,甘草50g,水煎服,每日1剂。

(2)泌尿系结石:瞿麦50g,金钱草100g,海金沙20g,香附50g,水煎服,每日1剂。

5. 萹蓄

萹蓄又名猪牙草。

【性味功效】味苦,性微寒。利水能淋,杀虫止痒。

【临床功用】

(1)驱虫:本品对蛔虫、蛲虫、滴虫有抑制或杀灭作用。

(2)利尿:本品煎剂有显著的利尿作用,并可排出尿路结石。

(3)在体外对金黄色葡萄球菌、痢疾杆菌、绿脓杆菌及多种皮肤真菌有抑制作用。

(4)有收缩毛细血管、收缩子宫作用。

【常用量】20～30g。

【参考方——笔者方】

（1）尿路结石：萹蓄 60g，金钱草 50～120g，甘草 50g。每日 1 剂，水煎服。

（2）胆道蛔虫病：萹蓄 100g，乌梅 100g，甘草 50g，白芍 50g。每日 1 剂，水煎服。

6.海金沙

海金沙又名海金藤。产于广东、江苏、浙江、四川等地。

【性味功效】味甘，性寒。清热，利尿，通淋。

【临床功用】

（1）有利尿作用。

（2）抗菌：本品对金黄色葡萄球菌、绿脓杆菌、伤寒杆菌等有抑制作用。

（3）排石：本品可使输尿管上段压力增高，蠕动频率增加，有利于结石下移。

【常用量】10～15g。

【使用注意】入药宜包煎。

【参考方——笔者方】

泌尿系结石：海金沙 30g，金钱草 100g，车前草 30g，滑石 15g，每日 1 剂，水煎服。

7.木通

川木通主产于我国四川。

【性味功效】味苦淡，性寒。清热利水。

【临床功用】

（1）有显著的利尿作用。

（2）治疗急性泌尿系感染：因本品对金黄色葡萄球菌、大肠杆菌、变形杆菌等均有抑制作用，又有明显的利尿作用，故可用于治疗急性泌尿系感染。

（3）治疗周期性麻痹，可用本品水煎服。

【常用量】10～15g。

【使用注意】勿与关木通合用,关木通含肾毒性马兜铃。

8.通草

通草又名通草根、大通草。

【性味功效】味甘淡,性寒。清热利水。

【临床功用】

(1)利尿,并能明显增加钾离子的排出量。

(2)有明显的解热作用。

(3)有催乳的作用。

【常用量】10~15g。

(四)温性利尿药

大腹皮

大腹皮又名槟榔皮。主产于海南、福建、云南等地。

【性味功效】味辛,性微温。下气宽中,行水消肿。

【临床功用】

(1)本品水煎剂有较强的抗凝血酶作用,对纤维蛋白溶解有增强作用。

(2)有利尿作用。

(3)本品能使肠管收缩加强,提高其紧张性。

(4)本品水煎剂能增加消化液分泌。

【常用量】5~10g。

【参考方——笔者方】

(1)消化不良,腹胀:大腹皮10g,山楂50g,枳壳30g,大黄5g,每日1剂,水煎服。

(2)脑血栓:大腹皮30g,蔓荆子50g,葛根50g,川芎30g,水蛭10g,黄芪50~100g,水煎服。

(五)利尿退黄药

1.茵陈

茵陈又名绵茵陈、茵陈蒿、婆婆蒿。

【性味功效】味苦辛,性微寒。清热,利湿,退黄。

【临床功用】

（1）抗病原微生物：抗菌、抗幽门螺杆菌、抗病毒等。

（2）生黑发、护肤。

（3）解热。

（4）降血压，扩张冠状动脉。

（5）利尿、利胆保肝。

（6）抗凝血，抗血小板聚集，促进纤维蛋白溶解。

【常用量】10～15g。

【大剂量应用参考】

（1）黄疸型肝炎：单味茵陈31.25～46.875g，水煎服，每日3次，小儿酌减。（黄玉成方）

（2）慢性病毒性肝炎：茵陈40g，党参15g，炙黄芪20g，茯苓30g，炒白术15g，甘草10g，黄精20g，枸杞15g，玄参30g，当归15g，银花、薏苡仁、丹参各30g，黄芩15g，车前子（包）、焦三仙各30g，鸡内金12g。水煎服，每日1剂，1个月为1个疗程。（孙景振方）

（3）茵陈及其活性成分具有一定的毒性，属低毒药。《药性论》早就认为茵陈"有小毒"。因此，临床应用需注意剂量不能太大，用药时间也不能太长，连续用药时间以不超过一个月为度。

2．金钱草

金钱草又名过路黄。江南各省均有分布。

【性味功效】味甘、微苦，性微寒。清利湿热，通淋。

【临床功用】

（1）利胆：本品煎剂能松弛胆括约肌，且有明显的利胆作用，使胆管泥沙状结石易排除。

（2）排石溶石：金钱草制剂可引起输尿管上段腔内压力增高，输尿管蠕动频率增高，故有消除和排出尿路结石的作用。

（3）本品对乙型肝炎病毒表面抗原有显著的抑制作用。

（4）有加速胆固醇排泄的作用。

（5）有免疫抑制作用，与环磷酰胺并用时，对免疫抑制有协同作用。

（6）有显著的抗凝血作用。

【常用量】20～30g。

【大剂量应用参考】

（1）治疗肝胆结石：金钱草100g。急性期配以虎杖、木香、枳壳、木黄、栀子、玄胡，缓解期配以木香、枳壳、黄芩、川楝子、大黄。水煎服，每日1剂。（《中药药理与应用》）

（2）治疗泌尿系统结石：金钱草150g，海金沙50g，鸡内金10g，并随症加减，水煎服，每日1剂，配合运动疗法。（张扬越方）

（3）急性黄疸型肝炎：过路黄90g，茵陈45g，板蓝根15g，水煎加糖适量，每天分3次服，连服10～15剂。（《浙南本草新编》）

又方：金钱草30g，茵陈24g，栀子9g，大黄6g，水煎服。（《中国常用中草药》）。

二、芳香化湿、燥湿药

1. 苍术

苍术又名赤术，茅术。

【性味功效】味辛苦，性温。健脾燥湿，祛风散湿，明目。

【临床功用】

（1）芳香化湿：本品内服后可刺激胃肠运动，促进消化液分泌，有助于胃肠排空。

（2）烟熏消毒：苍术烟熏能消灭多种细菌。

（3）保肝：苍术水煎剂能明显促进肝蛋白合成。

（4）本品挥发油有镇静作用。

（5）茅苍术煎剂可显著增加钠和钾的排泄，但无利尿作用。

（6）抗真菌。

【常用量】5～10g。

【参考量】刘元素擅长大量应用苍术，少则二两，多则一斤，取其芳香化湿、辛透表里之功,如苍术汤、苍术防风汤、苍术芍药汤等。

【参考方——笔者方】

(1)胃下垂:茅苍术20g,泡茶频饮。

(2)窦性心动过速:苍术20g,水煎服,3天为1个疗程。

2. 石菖蒲

石菖蒲又名山菖蒲、香菖蒲、菖蒲。

【性味功效】味辛苦,性温。芳香化湿,开窍醒脑。

【临床功用】

(1)抗惊厥,镇静。

(2)本品对多种真菌有抑制作用。

(3)本品能扩张血管,可降血压,抗血栓形成。

(4)本品对气管、胃肠平滑肌有解痉作用。

(5)有促智作用,可增强或改善记忆力。

(6)有降温作用。

【常用量】10～15g。

【大剂量应用参考】

(1)治疗耳鸣:石菖蒲60g,生甘草10g。每日1剂,水煎分2次服。
(李孝君方)

(2)周柏华擅长以超大剂量的石菖蒲起沉疴,其治遗尿、痴呆、耳聋、眩晕、胃下垂等疑难杂症,所用中药处方均以石菖蒲为主药,一般剂量最少用20g,最多用至50g,均取得了非常好的疗效,而且未发现有毒性及不良反应。(《浙江中医杂志》)

3. 佩兰

佩兰又名香草。

【性味功效】味辛,性平。芳香化温,醒脾开胃。

【临床功效】

(1)抗菌:本品水煎剂对金黄色葡萄球菌、白喉杆菌、伤寒杆菌等有抗菌作用,对流行性感冒病毒有直接抑制作用。

（2）本品水煎剂能提高胃底、胃体肌张力。

（3）有明显的祛痰作用。

（4）能增加乳汁分泌。

（5）本品能促进子宫复位。

（6）本品能使胃液分泌增加,增加唾液淀粉酶活性而有助于消化。

【常用量】5～15g。

4．砂仁

砂仁又名香砂仁、缩砂仁。

【性味功效】味辛,性温。化湿行气,温脾止泻,安胎。

【临床功效】

（1）抗溃疡。

（2）促进胃液分泌。

（3）抑制血小板聚集。

（4）有增加胃肠动力,升高胃动素的作用。

（5）可用于治疗先兆流产。

【常用量】5～10g。

【使用注意】入煎剂宜后下。

【参考方——笔者方】

（1）消化性溃疡:砂仁10g,肿节风30g,炒大黄15g,甘草30g,水煎服。

（2）消化不良:砂仁10g,枳壳20g,山药50g,山楂30g,神曲20g,麦芽50g,水煎服。

（3）止呃逆:将砂仁2g放入口中,慢慢细嚼,且将药末徐徐咽下,每日3次。

5．草豆蔻

草豆蔻又名草蔻、草蔻仁。产于广东、广西、福建等地。

【性味功效】味辛,性温。燥湿健脾、温胃止呕。

【临床功效】

（1）止痢。

（2）促进胃蛋白酶分泌。

【常用量】5～10g。

6. 厚朴

厚朴又名川朴，产于四川、湖南、湖北、陕西等地。

【性味功效】味苦辛，性温。行气燥湿，降逆平喘。

【临床功效】

（1）抗菌：本品煎剂对部分革兰氏阳性菌有抗菌作用，对多种皮肤真菌均有抑制作用。

（2）有明显抗感染作用，镇痛且镇静。

（3）有松弛横纹肌肉作用。

（4）有抗血栓剂形成及抗血小板聚集的作用。

（5）抗溃疡。

（6）兴奋平滑肌。

【常用量】5～10g。

【大剂量应用参考】

（1）治腹满痛大便闭者：厚朴八两，大黄四两，枳实五枚。上三味，以水一斗二升，先煎二味，取五升，内大黄煎取三升。温服一升，以利为度。（《金匮要略》）

（2）治疗细菌性痢疾：厚朴、木香各30g，黑地榆20g，枳实12g，白术15g，附子8g，藿香、白头翁各9g，黑姜6g，黄连5g。随症加减。水煎，每日1剂，分3次口服。呕吐者宜少量多次服。（《四川中医》）

7. 白蔻

白蔻又名白豆蔻。主产于广东、云南、广西等地。

【性味功效】味辛，性温。化湿行气，温中止呕。

【临床功用】

（1）有溶解胆结石及利胆作用。

（2）有治呕吐作用。

（3）健胃：本品的芳香酊有良好的芳香健胃作用。

【常用量】5～10g。散剂 2～5g。

【使用注意】本品以入散剂为宜。若入煎剂宜后下。

【参考方——笔者方】

（1）妊娠呕吐：白蔻 10g 水煎，连服数日，一般 3 日即显较好疗效。

（2）小儿流口水：白蔻 2 粒，老姜 3 片，泡开水频服。

（3）胃气凉，吃饭即欲得吐：白蔻 3 枚研细，以酒调服。

8．草果

草果又名草果仁。产于福建、广东、广西等地。

【性味功效】味辛，性温。温中燥湿，除痰截疟。

【临床功用】本品兴奋肠平滑肌，增强胃肠蠕动。

【常用量】5～10g。

9．藿香

藿香又名广藿香。产于广东、广西等地。

【性味功效】味辛，性微温。芳香化湿，发散表邪，和中止呕。

【临床功用】

（1）有明显的镇吐作用。

（2）有明显的解痉作用。

（3）促进分泌：藿香水提物和去油水提物均可减慢胃排空，增加胃酸分泌。

（4）抗真菌。

（5）抗疣。

【常用量】5～15g。

【使用注意】本品不宜久煎。

【参考方——笔者方】

（1）胎气不安，吐酸水：藿香、香附、甘草各 6g，为末，入盐少许，沸汤调服。

（2）妊娠呕吐：藿香、竹茹各 10g，砂仁 5g，煎服。

（3）腹胀呕吐，食欲不振：藿香、莱菔子、神曲、半夏各 10g，生姜 15g，水煎服。

（4）霉菌性阴道炎：藿香、蛇床子、香薷、薄荷各 15g，水煎外洗。

三、泻水逐饮药

1．芫花

芫花又名南芫花、芫花条。产于江苏、四川、山东等地。

【性味功效】味辛苦，性温。泻水逐饮，祛痰止咳，杀虫疗疮。

【临床功效】

（1）泻下。

（2）利尿。

（3）止咳、祛痰。

（4）本品镇痛效果显著，且镇静。

【常用量】1.5～3g。散剂每次 0.6g。

【使用注意】反甘草，孕妇忌服。

2．甘遂

甘遂又名甘泽，主产于陕西、山西、河南等地。

【性味功效】味苦，性寒。泻水逐饮，消肿散结。

【临床功效】

（1）引产。

（2）泻下：本品对肠黏膜刺激强烈，有较强的泻下作用。

【常用量】0.6～1.5g。

【使用注意】肾功能不良，孕妇、体弱者忌用。

3．大戟

大戟有京大戟和红大戟之分。红大戟主产于广西、云南；京大戟主产于山西、山东等地。

【性味功效】味苦辛，性微寒。有毒。泻火逐饮，消肿散结。

【临床功效】

（1）本品可用于治疗肾炎全身性水肿、胸腔积液及肝硬化腹水。

（2）治疗癫痫。

【常用量】1.5～3g。

【使用注意】有毒,体弱、孕妇忌用。

【参考方】

（1）大戟洗净,去粗皮,切片,每500g拌食盐9g和水适量,待吸入后烘干,研末,装胶囊。每次0.45～0.6g,隔日服,日2次。6～9次为1个疗程。（《中药临床新用》）

（2）大戟研粉,小火焙成咖啡色装胶囊,成人每次0.6～0.9g,隔2日服药1次,7～8次后停药观察,待腹水消后以人参养荣丸等调理。（《中药临床新用》）

4.商陆

商陆又名山萝卜,产于我国河南、安徽、湖北等地,多系野生。

【性味功效】味苦,性寒。有毒。泻下利水,祛痰止咳。

【临床功用】

（1）泻下。

（2）小剂量利尿,大剂量反而使尿量减少。

（3）镇咳祛痰平喘。

【常用量】5～10g。

【使用注意】孕妇忌服,久煎可减低毒性。

第十一节　消食药

1.山楂

山楂又名山里红。主产于华北各地。

【性味功效】味酸、甘,性微温。消食化积,活血化瘀。

【临床功用】

（1）助消化:水煎液对胃液分泌有明显的促进作用。

（2）缓解血管痉挛。

（3）有明显的降低血中胆固醇作用。

（4）有强心，抗快速心律失常，扩张冠状动脉抗心肌缺血，抗血小板聚集，改善微循环的作用。

（5）有收缩子宫的作用。

（6）有保肝作用。

【常用量】20～50g。

【大剂量应用参考】

（1）治痢疾初起，痢下赤白，腹痛，里急后重：山楂六两，白芍一两，当归、炒莱菔子各五钱，甘草、生姜各二钱。水煎服。（《医学衷中参西录》）

（2）治疗高脂血症：山楂 50g，玄胡、菊花、红花各 15g，丹参 30g，麦芽 40g。每日 1 剂。文火水煎至 300ml，分 3 次服。3 周为 1 个疗程。（《中国中西医结合杂志》）

2. 麦芽

麦芽又名大麦芽。产于全国各地。

【性味功效】味甘，性平。行气消食，健脾开胃。

【临床功用】

（1）助消化：麦芽所含的淀粉酶、转化糖酶、蛋白酶可促进碳水化合物，蛋白质分解，有助于食物的消化。淀粉酶不耐高温，宜用生品或微炒研粉冲服。有实验表明，麦芽煎剂对胃酸及胃蛋白酶的分解有轻度促进作用。

（2）麦芽制剂对糖尿病有较好疗效。

（3）回乳：有报道表明，麦芽的催乳不在于炒、生与否，而在于用量的差异，小剂量催乳，大剂量抑乳。

【常用量】20～30g。

【参考方——笔者方】

（1）回乳：生麦芽微炒125g，水煎服，每日 1 剂。

（2）乳腺增生：麦芽 100g，天冬 60g，山楂、五味子各 15g，水煎服，每日 1 剂，10 剂为 1 个疗程。

（3）急性乳腺炎：麦芽 100g，橘皮 15g，金银花 100g，香薷 100g，水煎服，每日 1 剂。

（4）消化不良：麦芽 50g，山楂 30g，神曲 20g，莱菔子 10g，水煎服，每日 1 剂。

（5）糖尿病：麦芽 100g，麦冬 20g，黄精 30g，山茱萸 60g，水煎服，每日 1 剂。

3. 鸡内金

鸡内金又名鸡黄皮，鸡包肚。

【性味功效】味甘，性平。消食积，化结石。

【临床功用】

（1）助消化及增进食欲。

（2）治结石：本品并未载有治结石疗效。但在中医传统的用药中，皆用其治疗肾结石、胆结石之病。

【常用量】10～15g。

【参考方】

扁平疣：每日用鸡内金 50～100g，水煎服，且用其液涂患处。

4. 神曲

神曲又名六神曲、陈曲、大曲、建曲。我国各地均产。

【性味功效】味甘、辛，性温。消食健胃。

【临床功用】

（1）含多种消化酶，有帮助消化的作用。

（2）可用于治疗消不良。常与山楂、麦芽同用。

【常用量】10～20g。

5. 莱菔子

莱菔子又名萝卜籽。全国各地均产。

【性味功效】味辛、甘，性平。消食除胀，祛痰降气。

【临床功用】

（1）有兴奋平滑肌，兴奋胃幽门部环行肌的作用。

（2）解毒：在体外，莱菔子与细菌外毒素混合，有明显的解毒作用。

（3）使心跳减慢。

（4）有降血脂作用。

（5）有降血压作用。

【常用量】5～15g。

【大剂量应用参考】

（1）治疗心肌梗死并发腹胀：莱菔子 30g，厚朴 15g，枳壳 10g，槟榔 15g，大腹皮 15g，大黄 10g（后下），半夏 10g，木通 10g，瓜蒌皮 15g，桃仁 10g，薤白 10g，全当归 10g。随症加减。水煎服，每日 1 剂，必要时每日 2 剂。（《中医杂志》）

（2）治疗急性肠梗阻：莱菔子 60g，大黄、芒硝、乌药、枳实各 10g，大腹皮 15g。有瘀血者加红藤 20g，桃仁 15g，莱菔子剂量加至 80g。水煎服，每日 1 剂。（《湖南中医杂志》）

6. 阿魏

阿魏为油胶种脂。

【性味功效】味辛、苦，性温。消痞积、杀虫。

【临床功用】

（1）有明显的抗感染作用。

（2）有免疫抑制作用。

（3）阿魏挥发油水乳剂具有抑制过敏反应，阻止过敏介质释放及肥大细胞脱颗粒的作用。

（4）阿魏酸具有广谱抗变态反应作用。

【常用量】5～10g。多入散剂应用。

第十二节　泻下药

一、攻下药

1. 番泻叶

番泻叶又名泻叶、泡竹叶。

【性味功效】味甘、苦,性寒。泻火导滞。

【临床功用】

(1)促进肠蠕动而泻下。

(2)有回乳作用。

【常用量】5～10g。

【使用注意】宜开水泡服,入煎剂后下。不宜大量使用,以免中毒。

2.大黄

大黄又名将军、川军。产于四川、湖南、云南等地。

【性味功效】味苦,性寒。清热解毒,泻下。

【临床功用】

(1)抗病原微生物:大黄煎剂对金黄色葡萄球菌、溶血性链球菌、痢疾杆菌等均有不同程度的抑制作用;对一些常见致病真菌、流感病毒也有一定的抑制作用。

(2)导泻:口服大黄粉0.5～5g,6～8小时后发生泻下作用。

(3)止泻:常服用小剂量0.03～0.3g时,常出现便秘。

(4)解热、解痉。

【常用量】10～15g。

【使用注意】

(1)孕妇忌用。

(2)生用泻下作用时间长,煮沸不宜超过10分钟,否则影响泻下作用。

(3)大量应用,可引起肠痉挛性腹痛,欲制约其不良反应,可加用甘草。

(4)炒品泻下作用明显减弱。

【大剂量应用参考】

(1)治疗精神分裂症之狂躁型:大黄100g,芒硝10～45g,龙胆草、郁金、枳实、桃仁、茯神各10～15g,胆南星、天竺黄各8～12g,黄芩10～12g,木通10～20g。每日1剂,分3次煎服,10剂为1个疗程,间隔两天可进行下1个疗程。(《陕西中医》)

(2)治疗流行性出血热少尿期并发急性肺水肿:大黄50g,芒硝15g,

桔梗 12g,全瓜蒌 12g,浙贝母 10g。葶苈子 5g,桃仁 10g,红枣 7 枚,炙甘草 5g,水煎服,每日 1 剂。(《江西中医》)

3. 芒硝

芒硝又名皮硝。产于河北、河南、山东、山西等地。

【性味功效】味辛苦咸,性寒。软坚泻下,清热泻火。

【临床功用】

(1)泻下逐水。

(2)利胆。

(3)清洁肠道:本品口服可用于纤维结肠镜检查前清洁肠道。

【常用量】10～15g。

【使用注意】

(1)孕妇忌服。

(2)畏三棱。

二、润下药物

1. 火麻仁

火麻仁又名麻仁、大麻仁、麻子。产于东北、华中、西南等地。

【性味功效】味甘,性平。润肠通便。

【临床功用】

(1)缓泻。

(2)降血压。

(3)降血脂。

(4)通乳。

(5)抗血栓。

【常用量】10～30g。

2. 黑芝麻

黑芝麻又名芝麻。我国各地均有种植。

【性味功效】味苦,性平。补肝肾,益精血,润肠燥。

【临床功用】

（1）润肠通便。

（2）可用于治疗糖尿病。

（3）降低胆固醇。

（4）治疗血小板减少性紫癜,可用本品 30g 煮服。

（5）治疗蛋白尿,可用本品与大枣煮服。

【常用量】20～30g。

第十三节　安神、息风药

一、安神药

1.朱砂

朱砂又名丹砂、辰砂,产于湖南、四川、贵州、云南的部分地区。

【性味功效】味甘,性寒,有毒。清心,定惊,安神,解毒。

【临床功用】

（1）含汞,久服有毒。

（2）外用杀菌,杀虫。

（3）抗心律失常。

（4）镇静,催眠,抗惊厥。

【常用量】0.3～1g。

【使用注意】宜研末冲服,或入丸散剂。

2.磁石

磁石为天然的等轴晶系磁铁矿。

【性味功效】味咸,性寒。平肝潜阳。

【临床功用】

（1）本品有镇静抗惊厥作用。

（2）补铁：对缺铁性贫血有补血作用。

（3）止血、凝血：本品能显著缩短出血和凝血时间。

【常用量】15～30g。

【使用注意】本品有毒，使用时需严格用量。不可自服。

3．琥珀

琥珀又名江琥珀、血琥珀，为松树树脂埋藏地层中经多年而成的化石。主产云南、广西、河南等地。

【性味功效】味甘，性平。定惊安神，止血利尿。

【临床功用】

（1）镇静、催眠，抗惊厥。

（2）利尿，排除或消除尿路结石。

（3）降脂，抗动脉粥样硬化。

（4）松弛横纹肌。

【常用量】2～3g。

【使用注意】本品不入煎剂，宜研末冲服。

4．龙骨

龙骨又名花龙骨。产于内蒙古、甘肃、河北等地。

【性味功效】味甘涩，性平。镇静安神，平肝潜阳，固涩止汗。

【临床功用】

（1）有促凝血作用。

（2）治疗自汗、盗汗。

（3）抗骨质疏松。

（4）镇静，催眠。

【常用量】10～30g。

【参考量】《医学衷中参西录》之固冲汤用龙骨，用量八两。

【参考方——笔者方】

（1）消化性溃疡：龙骨、牡蛎各50g，肿节风50g，炒大黄20g，甘草30～50g。每日1剂。

（2）遗尿：龙骨 50g，麻黄 15g，缬草 30g。每日 1 剂。

（3）自汗、盗汗：龙骨 50g，龟甲 30g，酸枣仁 30g，黄芪 50g。每日 1 剂。

（4）功能失调性子宫出血：煅龙骨 50g，煅牡蛎 50g，马齿苋 50～100g，艾叶 10g。每日 1 剂。

5．缬草

缬草为败酱科植物缬草的根及根茎。

【性味功效】味辛苦，性温。安神镇静，止泻止痛。

【临床功用】

（1）治胆石。

（2）本品有显著的镇静作用，且镇痛。

（3）本品可明显扩张血管，扩张冠状动脉，抗心肌缺血，抗心律心常，能降低血压。

（4）有松肌及明显的解痉作用。

（5）治疗轮状病毒之腹泻，作用显著。

（6）有加速凝血的作用。

（7）本品抗菌效力好。

【常用量】15～30g。

6．甘松

甘松为败酱科植物甘松的干燥根及根茎。产于长江流域中下游各省。

【性味功效】味辛甘，性温。理气止痛，开郁醒脾。

【临床功用】

（1）抗心律失常。

（2）抗心肌缺血。

（3）对平滑肌有解痉作用。

（4）镇静，抗惊厥。

（5）降血压。

【常用量】10～15g。

【参考方——笔者方】

（1）失眠：酸枣仁 50g，甘草 50g，茯神 50g，败酱 50g，龙骨 50g，夜交藤 100g，水煎，睡前服。

（2）心律失常：甘松 50g，甘草 50g，丹参 50g，葛根 50g，茯神 50g，水煎服，每日 1 剂。

7. 玳瑁

玳瑁为海龟的鳞甲片。

【性味功效】味甘咸，性寒。平肝定惊，清热解毒。

【临床功用】对于高热引起的神昏惊厥有较好的效果。

【常用量】10～15g。或研末入丸散服。

8. 珍珠

珍珠又名真珠、濂珠。目前多为人工养殖。

【性味功效】味甘、咸，性寒。镇心定惊，清肝去翳。

【临床功用】

（1）止惊。

（2）抗衰老，抗疲劳。

（3）退翳。

（4）降低心肌和脑组织中的脂褐素。

【常用量】1～3g。

二、养心安神药

1. 酸枣仁

酸枣仁又名山枣仁，分布于华北、西北等地。

【性味功效】味酸、甘，性平。宁心安神，益阴敛汗，补中益肝。

【临床功用】

（1）室性早搏：本品 30g 以上，治疗室性早搏有较好的疗效。对顽固性频发或呈二联律、三联律的患者，疗效显著。

（2）可治疗高血压，且有预防急性高原反应的效果。

（3）止汗：可用于治疗虚证的盗汗、自汗。

（4）有强心作用。

（5）镇痛：本品20g以上，对治疗各种疼痛，尤其是虚证疼痛，疗效明显。

（6）治虚：各种疾病的虚证，无论是阴虚或阳虚，均可用本品治疗。

（7）有显著的镇静，催眠作用。

【常用量】10～20g。

【参考方——笔者方】

心率过速：酸枣仁30g，甘草50～100g，苦参30g，葛根50～100g，水煎服。

早搏：酸枣仁30～50g，甘松50g，甘草50～100g，防己15g，水煎服。

失眠：酸枣仁30～50g，龙骨50g，合欢皮30g，黄花败酱50～100g，甘草50g，夜交藤100g，远志15g，水煎，睡前服，醒后服二煎。

2．柏子仁

柏子仁又名柏树籽、柏实。

【性味功效】味甘，性平。养心安神，润肠通便。

【临床功用】

（1）减慢心率，抗心律不齐，可用于早搏及心动过速等病的治疗。

（2）改善记忆力，改善便秘。

（3）镇静、催眠。

【常用量】5～10g。

【使用注意】便溏者慎用。

3．夜交藤

夜交藤又名首乌藤，产于四川、广东、广西、江苏等地。

【性味功效】味甘平。养心安神，祛风通络。

【临床功用】

（1）镇静：夜交藤煎剂有明显的镇静作用。

（2）有抗过敏作用。

（3）有明显的降血脂作用。

（4）本品能刺激造血系统，增加红细胞和血红蛋白。

【常用量】10～30g。

【参考方——笔者方】

（1）老年皮肤瘙痒：夜交藤 30g，甘草 30g，薄荷 20g，大枣 30g，乌梅 30g，水煎服。

（2）高血脂：夜交藤 30g，山楂 50g，泽泻 30g，水煎服。

（3）失眠：夜交藤 30g，合欢皮 30g，百合 50g，酸枣仁 30g，水煎服，每日 1 次。

4．远志

远志又名细草，产于山西、陕西、吉林、河南等地。

【性味功效】味辛苦，性微温。养心安神，祛痰开窍。

【临床功用】

（1）有祛痰作用。

（2）有中枢镇静及抗惊厥作用。

（3）远志水煎剂有收缩子宫作用。

（4）有增强体质的作用。

【常用量】5～10g。

【使用注意】所含皂苷能刺激胃黏膜而反射性地引起轻度恶心，远志皂苷有溶血作用，故不做注射剂。

【参考方——笔者方】

（1）小儿多动症：远志 5g，石菖蒲 10g，益智仁 10g，龙骨 10g，酸枣仁 10g。水煎服，每日 1 剂。

（2）失眠：远志 10g，甘草 30g，缬草 50g，酸枣仁 30g，水煎，每晚 1 次睡前服。

5．合欢皮

合欢皮产于长江流域各省。

【性味功效】味甘，性平。安神解郁，理气开胃。

【临床功用】

（1）催眠：合欢皮或花的水煎剂,有明显的镇静、催眠作用。

（2）抗过敏：合欢皮水煎剂有抗过敏作用。

（3）有催产作用。

【常用量】10～15g。

【参考方——笔者方】

（1）荨麻疹：合欢皮 30g,甘草 50g,乌梅 50g,防风 20g,大枣 50,水煎服。

（2）失眠：合欢皮 50g,缬草 50g,黄花败酱 50～100g,百合 50g,水煎服。

6.莲子心

莲子心又名莲心,主产于湖北、湖南、江苏、福建等地。

【性味功效】味苦,性寒。清心除热,交通心肾。

【临床功用】降血压,抗血小板聚集,抗氧化,抗心肌缺血,抗心律失常。

【常用量】5～10g。

三、息风止痉药

1.全蝎

全蝎又名全虫。以长江以北所产为多。

【性味功效】味辛,性平,有毒。息风止痉。

【临床功用】

（1）对结核分枝杆菌有抑制作用,多与蜈蚣同用。

（2）有免疫抑制作用。

（3）全蝎可抑制血小板聚集。

（4）有明显的镇痛作用。

（5）本品具有较好的抗癫痫作用。

（6）降血压：全蝎浸剂及煎剂有显著而持久的降压作用。

（7）改善皮肤血液循环：本品能舒张末梢毛细血管，改善皮肤血液循环。

【常用量】3～5g。研末服，每次0.5～1g。

【使用注意】本品有溶血作用，有毒，用量不可过大。孕妇忌服。

全蝎的毒性主要是由蝎毒所致，通过炮制可降低其毒性。另外，在全蝎的药用部位中，蝎尾的毒性最大，在单纯用蝎尾时，应严格控制剂量，一般不应超过15g。而全蝎的干燥虫体用量可比蝎尾稍大一些。

【大剂量应用参考】

治疗神经性皮炎：全蝎6～9g，皂刺12g，白蒺藜20～30g，防风、苍术各10g，炒黄柏12g，草河车、生槐花各30g，当归、苦参各10g，白鲜皮30g，并随症加减，水煎服，每日1剂。（《北京中医学院学报》）

治疗肺结核：朱良春用全蝎治疗肺结核经验，凡肺结核伴有空洞而久治不愈者，其病灶多呈僵化状态，非一般药物所能收效，常需给予开瘀消痈、解毒医疮之中药以"推陈致新"，始可促使病灶吸收，空洞闭合，"抗痨散"即为此而设。其处方为：炙全蝎、白及、紫河车各120g，炙蜈蚣、土鳖虫各60g，甘草30g，研为细末，每服4g，每日3次。

2. 僵蚕

僵蚕又名白僵蚕、天虫，主产于浙江、四川等地养蚕区。

【性味功效】味咸辛，性平。息风止痉，化痰散结。

【临床功用】

（1）本品能治疗高脂血、高血糖病。

（2）催眠，抗惊厥。

（3）本品所含蛋白质有刺激肾上腺皮质的作用，有类似肾上腺皮质激素之作用。

（4）本品有明显的抗凝血，降低血黏度的作用。

（5）本品治疗癌症有效。

【常用量】5～10g。

【参考方——笔者方】

（1）失眠：僵蚕20g，龙骨50g，远志15g，酸枣仁30～50g，水煎服。

（2）糖尿病：葛根 5g，僵蚕粉 1～2g，每日 3 次。

3. 蜈蚣

蜈蚣又名金头蜈蚣、百足虫。主产于长江流域等地。

【性味功效】味咸，性温。息风止痉、通络止痛。

【临床功用】

（1）镇静、抗惊厥，且有镇痛作用。

（2）抗真菌，抗结核分枝杆菌。

（3）抗心肌缺血，强心。

【常用量】1～3g，研末吞服，每服 0.5～1g。

【使用注意】本品有毒，不可过量。孕妇忌。

【大剂量应用参考】河北名医李士懋的蜈蚣用量，常在 6～20 条，最高在其医案竟达 60 条。

4. 羚羊角

羚羊角为羚羊的角。产于新疆、甘肃、青海等地。

【性味功效】味咸，性寒。平肝息风，清热解毒。

【临床功用】

（1）解热：通过调节体温中枢而解热。

（2）镇静。

（3）降血压。

（4）抗惊厥。

【常用量】1～3g。锉末服，每次 0.3～0.5g。

5. 钩藤

钩藤又名双钩藤，产于福建、广东、广西等地。

【性味功效】味甘，性微寒。息风止痉，清热平肝。

【临床功用】

（1）镇静、催眠、抗惊厥：可用于治疗癫痫。

（2）降血压：可用本品 30～60g，水煎沸 10 分钟内服，降压作用平稳持久。

【常用量】10～15g。

【使用注意】本品久煎有效成分钩藤碱易被破坏,降压效果降低,故入煎剂宜后下。

6. 天麻

天麻又名赤箭,产于四川、云南、陕西等地。

【性味功效】味甘,性平。息风,平肝。

【临床功用】

（1）能增加椎动脉、颈内动脉的血流量。

（2）能显著增加心肌血流量,改善心肌血液循环,对心肌缺血有保护作用。天麻液有减慢心率作用,但不影响心脏收缩幅度。

（3）保护神经细胞。

（4）有明显的镇静、催眠、抗惊厥作用。

【常用量】5～10g。研末冲服,每次2～3g。

7. 地龙

地龙又名蚯蚓、广地龙,主产于广东、广西、福建等地。

【性味功效】味咸,性寒。平喘,通络。

【临床功用】

（1）本品平喘作用缓和而持久,反复应用,无耐受性。

（2）兴奋子宫:使子宫紧张度增加,可引起痉挛收缩。

（3）本品的冻干粉、煎剂或粉剂均有溶解血栓的作用。地龙液及其酊剂有显著的降低血黏度和纤维蛋白原的作用。

（4）有解热作用。

（5）有显著的降血压作用。

（6）抗过敏

（7）镇静、抗惊厥。

【常用量】5～10g。

【参考方】

（1）治疗支气管哮喘:地龙粉每次3～4g,每日3～4次,口服。(《中药

临床新用》)

（2）治疗外伤性局限性癫痫：干地龙3～6g,水煎服,每日1次；或将地龙与黄豆同煮后吃豆粒,也可佐以调味品食用。（《中药临床新用》）

8. 天南星

天南星又名南星,产于河南、河北、福建等地。

【性味功效】味苦辛,性温。有毒。燥湿祛痰,祛风止痉。

【临床功用】

（1）有明显的镇痛作用。

（2）祛痰。

（3）镇静,抗惊厥。

（4）抗癫痫。

【常用量】5～10g。

【附】胆南星味苦,性凉。祛痰,镇静作用明显。常用量10～15g。

【参考方——笔者方】

（1）失眠：胆南星30g,败酱100g,甘草50g,甘松30g,龙骨50g,夜交藤50～100g,水煎服。

（2）气管炎：胆南星20g,杏仁15g,炙甘草50g,川贝母20g,水煎服。

9. 牛黄

牛黄又名犀黄、西黄,为牛的胆囊或胆管、肝管的结石。我国各地有产。

【性味功效】味苦,甘,性凉。息风止痉,化痰开窍,清热解毒。

【临床功用】

（1）有显著的镇静作用,降血压。

（2）镇咳、祛痰。

（3）解热。

（4）保肝利胆。

【常用量】入丸,散剂0.15～0.3g。

【使用注意】孕妇慎用。

第十四节　平抑肝阳药

1. 罗布麻

罗布麻又名红麻、茶叶花、野麻、红花草等。分布于东北、华北、西北等地。

【性味功效】味甘苦，性凉。平肝、清热、利水。

【临床功用】

（1）降血压。

（2）降血脂。

（3）抗血小板聚集。

（4）强心。

（5）利尿。

（6）止咳祛痰平喘。

【常用量】10～15g。

2. 决明子

决明子又名草决明。主产于安徽、浙江、广东、广西等地。

【性味功效】味甘苦咸，性微寒。清热明目，通便。

【临床功用】

（1）降血压：本品水浸液有显著降低收缩压和舒张压的作用。

（2）保护视力。

（3）决明子粉口服能抑制血清胆固醇升高和主动脉粥样硬化斑点的形成。

（4）抗真菌。

（5）有促进胃液分泌作用。

（6）有利尿及缓泄作用。

【常用量】10～15g。降脂，每日用40～60g。

3．刺蒺藜

刺蒺藜又名白蒺藜、蒺藜子。以长江以北地区多产。

【性味功效】味辛苦，性温。疏肝解郁，散风明目。

【临床功用】

（1）有降血压作用。

（2）抗动脉硬化。

（3）改善脑、心缺血，提高免疫力，改善肾功能。

（4）本品对酪氨酸酶的活力有显著的抑制作用，从而减少黑色素生成，对皮肤有增白作用。

【常用量】10～20g。

4．石决明

石决明又名鲍鱼壳。产于我国沿海一带。

【性味功效】味咸，性寒。平肝潜阳，清热明目。

【临床功用】

（1）有镇静作用。

（2）有降血压作用。

（3）本品多用于治疗眼科疾病。

【常用量】15～30g。

【使用注意】入煎剂宜打碎先煎。

【参考方——笔者方】

（1）高血压：石决明 30g，蔓荆子 20g，杜仲 30g，桑寄生 50g，泽泻 30g，水煎服。

（2）失眠：石决明 30g，夜交藤 50g，缬草 50g，黄花败酱 50～100g，水煎服。

5．珍珠母

珍珠母又名真珠母、明珠母。我国各地江河湖沼均产。

【性味功效】味甘、咸，性寒。平肝潜阳。

【临床功用】

（1）可抑制胃酸。

（2）止血。

（3）镇静、催眠。

【常用量】15～60g。

【使用注意】入煎剂应先煎。

6．牡蛎

牡蛎产于我国江河湖泊。

【性味功效】味咸，性微寒。软坚散结，平肝潜阳。

【临床功用】

（1）抗溃疡。

（2）具有促进成骨作用。

（3）抗疲劳。

（4）增强免疫。

【常用量】20～30g。

【参考量】《医学衷中参西录》之固冲汤用煅牡蛎八两。

【参考方——笔者方】

（1）过敏性紫癜：牡蛎50～100g，茯苓60g，紫草50～100g，甘草50～100g，大枣50g。每日1剂。

（2）肺结核盗汗：牡蛎50g，地榆50～100g，百部30～50g，乌梅50g。每日1剂。

（3）遗精、阳痿：煅龙骨、煅牡蛎各50g，淫羊藿50～100g，芡实30g，巴戟20g。每日1剂。

7．赭石

赭石又名代赭石。主产于河南、山西、山东、四川等地。

【性味功效】味苦甘，性寒。平肝潜阳，降逆平喘，凉血止血。

【临床功用】

（1）兴奋肠管：对肠管有兴奋作用。

（2）有保护胃黏膜作用。

（3）促进红细胞和血红蛋白新生。

（4）本品含微量砷盐，长服可致慢性砷中毒。

【常用量】10～20g。

【参考方】

（1）治疗妊娠恶阻：代赭石 30g，半夏 30g，蜂蜜 100g，每日 1 剂。先煎代赭石、半夏，取汁 300ml，再加蜂蜜煮沸，嘱患者频服代茶饮。临床加减：胃脘灼热、喜冷饮、口苦便干加生石膏 30～50g；呕吐清水、胸脘痞闷、舌淡苔白腻加茯苓 10g；头晕体倦、语声低怯加西洋参 10g；呕吐伴腰腹疼痛加白芍 15g，川续断 10g。（《中药临床新用》）。

（2）治疗反流性胃炎的虚证、实证或虚实夹杂证时，无论何型均加入生代赭石 30g 于方中。（《中药临床新用》）

（3）治疗粘连性肠梗阻：党参 30g，代赭石 30g，旋覆花 15g，半夏 10g，沉香 10g，莱菔子 15g，苏梗 15g，桃仁 15g，红花 10g，枳壳 10g，水煎服。（《中药临床新用》）

第十五节　补阳药

1. 仙茅

仙茅又名仙茅参、蟠龙草。主产于我国西南及长江以南等地。

【性味功效】味辛，性温。补肾阳，温脾阳，暖腰膝。

【临床功用】

（1）仙茅煎剂有雄性激素样作用。仙茅还对精子的运动能力和膜功能有促进作用。

（2）本品水煎液有强心、扩张冠状动脉、增快心率的作用。

（3）有明显降低心脑脂褐质，抗衰老的作用。

（4）有明显的镇静、镇痛作用。

（5）抗血栓形成。

2．巴戟天

巴戟天又名巴戟。产于广东、广西、福建、江西等地。

【性味功效】味甘辛，性微温。补肾阳，强筋骨，祛风湿。

【临床功用】

（1）有强壮筋骨作用。

（2）本品能提高男、女性腺功能。

（3）本品能刺激造血系统，增加红细胞和血红蛋白。

（4）实验表明，本品具有促肾上腺皮质激素样作用。

【常用量】10～15g。

【参考方——笔者方】

（1）甲状腺功能低下：巴戟天20～30g，红参20～30g，黄芪50～100g，麻黄10～15g，水煎服。

（2）阳痿：淫羊藿50～100g，巴戟天20～30g，菟丝子30g，杜仲50g，山茱萸50g，水煎服。

3．补骨脂

补骨脂又名破故纸、胡韭子、黑故子。

【性味功效】味辛苦，大温。补肾助阳，温脾止泻。

【临床功用】

（1）对缓慢心率有明显提高作用，且扩张冠状动脉。

（2）本品对组胺引起的气管收缩有明显的舒张作用，以用药后15分钟作用最强，但略逊于氨茶碱。

（3）激活酪氨酸酶，促进黑色素生成。

（4）止血、止泻、止遗尿。

（5）有雌激素样作用。

（6）有免疫抑制作用。

【常用量】10～15g。

【参考方——笔者方】

白癜风:补骨脂 50g(打碎),高良姜 15g,黑芝麻 15g,菟丝子 50g,白芷 50g。加入酒中,酒与药各占一半,1 周后用浸液涂患处,每日 3 次,坚持半年,多可控制病变发展,并有部分小块病变明显好转。

4. 肉苁蓉

肉苁蓉又名大云,主产于甘肃、新疆、青海等地。

【性味功效】味甘咸,性温。补肾阳,益精血,润肠通便。

【临床功用】

(1)本品水煎剂有明显的抗动脉粥样硬化作用。

(2)本品可促进 DNA 的合成,提高核酸代谢。

(3)有明显的通便作用。

(4)本品可升高血小板,有止血作用。

(5)本品能促进男、女性腺功能。

(6)抗衰老。

(7)本品可促进生长发育。

【常用量】10~20g。

【参考方——笔者方】

(1)老年便秘:肉苁蓉 20g,火麻仁 10g,当归 30g,每日 1 剂,水煎服。

(2)性欲低下:肉苁蓉 20g,淫羊藿 50~100g,杜仲 50g,每日 1 剂,水煎服。

5. 锁阳

锁阳主产于内蒙古、甘肃、青海、新疆等地。

【性味功效】味甘,性温。补益肝肾,润肠通便。

【临床功用】

(1)本品可促进雄性性腺功能。

(2)本品有润肠通便作用,可用于治疗便秘。

(3)可刺激造血系统,增加红细胞及血红蛋白。

【常用量】10~20g。

6. 淫羊藿

淫羊藿又名仙灵脾。产于贵州、四川、湖北等地。

【性味功效】味辛甘,性温。强筋健骨,祛风除湿。

【临床功用】

（1）淫羊藿有促进性腺功能作用。

（2）抗衰老。

（3）实验表明,淫羊藿可显著提高 DNA 的合成率。

（4）抗骨质疏松:实验表明,本品对骨质疏松有对抗作用,使钙化骨形成增加。

（5）本品能明显增加冠状动脉流量,对心缺血损伤有保护作用。

（6）有直接扩张脑血管作用。

【常用量】10～15g。

【参考方——笔者方】

（1）阳痿:淫羊藿 50～100g,巴戟天 20g,菟丝子 30g,牛膝 50g,大枣 50g。水煎服,每日 1 剂。

（2）骨质疏松:淫羊藿 50g,龟甲 20g,龙骨 50g,制附子 15g。水煎服,每日 1 剂。

7. 菟丝子

菟丝子又名黄丝、菟丝实。我国大部分地区均产。

【性味功效】味甘辛,性温。补肾益精。

【临床功用】

（1）促进性腺功能。

（2）有强心,扩张冠状动脉,增加冠状动脉血流量的作用。

（3）治疗先兆流产。

【常用量】10～15g。

【参考方——笔者方】

白癜风:可用菟丝子 50g,浸于 50% 酒精 100ml 中,48 小时后,以其浸液涂擦。

8．蛇床子

蛇床子又称蛇床实。我国各地均产。

【性味功效】味辛、苦，性温。温肾壮阳，散寒祛风，燥湿杀虫。

【临床功用】

（1）抗骨质疏松。

（2）本品可增强性腺功能。

（3）对部分皮肤真菌有抑制作用。且抗滴虫。

（4）有局部麻醉作用。

（5）平喘。

（6）增强记忆力，改善脑功能。

【常用量】10～15g。

9．蛤蚧

蛤蚧又名蛤蚧干、对蛤蚧。主产于广西、广东、云南等地。

【性味功效】味咸，性平。补肾益肺，纳气定喘。

【临床功用】

（1）本品能增强性腺功能。其作用较蛇床子、淫羊藿、海马为弱。

（2）本品对支气管平滑肌有直接松弛作用。

（3）抗衰老。

（4）本品对低温、高温、缺氧等刺激有明显的保护作用。

【常用量】10～20g。

【参考方】

王三虎教授治疗重症哮喘持续状态者，一般是用蛤蚧每日 1 对；轻者每 2～4 日一对，既不炮制，也不去头足。每每出奇制胜。

10．杜仲

杜仲又名思杜，产于四川、云南、贵州等地。

【性味功效】味甘，性温。补肝肾，壮筋骨，安胎。

【临床功用】

（1）有利尿作用。

（2）大剂量杜仲水煎剂有镇静、催眠作用。

（3）本品有镇痛作用。

（4）本品有扩张血管，降低血压的作用。各种制剂均有降压作用，其中以炒杜仲之煎剂效果好。

（5）抑制宫缩。

【常用量】10～15g。

【参考方——笔者方】

（1）高血压：杜仲 50g，桑寄生 50g。水煎服，每日 1 剂。

（2）阳痿：杜仲 50g，淫羊藿 50～100g，巴戟天 20g，芡实 30g。水煎服，每日 1 剂。

11. 鹿茸

鹿茸又名鹿茸血片、鹿茸片。我国东北、西北、内蒙古等地均产。现多为人工养殖鹿之茸片。

【性味功效】味甘咸，性温。补肾阳，益精血。

【临床功用】

（1）兴奋子宫。

（2）强心、扩张冠状动脉、抗心律失常，强壮身体。

（3）促进骨生长及骨折愈合，促进造血。

（4）抗溃疡。

（5）抗老年骨质疏松。

【常用量】0.5～3g，研末冲服。

【附】

鹿角为梅花鹿和各种雄鹿已长成骨化的角，可作鹿茸的代用品，但作用较弱。常用量 3～9g。

鹿角胶为鹿角煎熬浓缩而成的胶体物，有较强的止血作用，且有滋补强壮作用。常用量 5～10g。

鹿角霜为鹿角煮酥后不能提出胶质的物质，有补虚，强壮作用，但力较弱。常用量 10～20g。

第十六节　滋阴药

1.墨旱莲

墨旱莲又名旱莲草,全国各地均产。

【性味功效】味甘酸,性寒。滋阴益肾,凉血止血。

【临床功用】

（1）保肝止血,增强免疫。

（2）可使冠状动脉血流量增加,改善心电图 T 波。

【常用量】15～30g。

2.麦冬

麦冬又名麦门冬,主产于四川、浙江等地。

【性味功效】味甘微苦,性微寒。养阴益胃,润肺清心。

【临床功用】

（1）扩张冠状动脉,抗心肌缺血,抗心律失常。

（2）镇咳、平喘。

（3）降血糖。

（4）抗过敏。

（5）补体液,抗休克。特别用于热性病后期体液不足的治疗。

（6）有一定抗休克作用。

【常用量】10～20g。

【参考方——笔者方】

（1）干燥综合征:麦冬 30g,百合 50g,甘草 30g,人参 20g,山楂 50g,水煎服。

（2）干咳少痰:麦冬 30g,沙参 30g,甘草 30g,杏仁 15g,水煎服。

3.沙参

沙参又分南沙参、北沙参,主产于云南、山东、河北等地。

【性味功效】味甘,性微寒。养阴润肺,益胃生津。

【临床功用】

（1）南、北沙参均有明显的强心作用。

（2）沙参能明显降低血液的黏度。

（3）有明显的抗凝血作用。

（4）研究显示,其祛痰作用可持续4小时以上。

（5）抗真菌。

【常用量】10～30g。

【使用注意】

（1）本品反藜芦。

（2）临床处方只写沙参,一般药店予北沙参。如需,则要在处方中写明。

（3）北沙参性味功效基本与南沙参相同,但祛痰作用不如南沙参,而补体液之效明显高于南沙参。

4.熟地黄

熟地黄又名大熟地,主产于河南、河北等地。

【性味功效】味甘,性微温。养血、滋阴,为补益肝肾之要药。

【临床功用】

（1）本品有促进血液凝固的作用。

（2）刺激造血功能。

（3）有和缓的泻下作用。

（4）有显著的强心作用。

（5）抗过敏。

（6）利尿。

【常用量】10～30g。

【使用注意】消化不良及腹泻者,不宜大剂量应用。

5.枸杞子

枸杞子又名杞果,产于宁夏、甘肃、河北等地。

【性味功效】味甘,性平。养阴补血,益精明目。

【临床功用】抗衰老,增强非特异性免疫力。降血糖、血脂,保肝。刺激造血功能而补血。

【常用量】10~20g。

6．龟甲

龟甲产于江河湖泊中。

【性味功效】味咸甘,性微寒。滋阴潜阳,益肾强骨。

【临床功用】

(1)增强免疫力。

(2)龟甲煎剂能使甲亢所造成的肾上腺皮质损伤恢复生长,有效降低甲亢者的肾上腺皮质功能。

(3)有兴奋子宫的作用。

(4)有抗骨质疏松的作用。

【常用量】20~30g。

【参考方——笔者方】

(1)甲状腺功能亢进症:龟甲 30g,生地黄 30g,熟地黄 30g,甘草 30g。水煎服。

(2)骨质疏松:龟甲 30g,龙骨 50g,生姜 30~50g,鳖甲 20g。水煎服。

7．小麦

小麦为小麦的种子。各地均有种植。

【性味功效】味甘,性凉。养心益肾,除烦止渴。

【临床功用】

(1)有镇静作用,可用于治疗神经衰弱、癔病。

(2)本品有止汗作用,可用于治疗夜汗、自汗等虚性疾病。

【常用量】30~50g。

【参考方——笔者方】

(1)神经衰弱:小麦 100g,甘草 50g,酸枣仁 30~50g,五味子 30g,

水煎服。

（2）自汗、盗汗：小麦 100g，牡蛎 50g，龙骨 50g，黄芪 50～100g，白术 40g，水煎服。

8. 天花粉

天花粉又名花粉、瓜蒌根。

【性味功效】味甘微苦，性微寒。清热生津。

【临床功用】

（1）补体液，用于热性病后期口渴者之治疗。

（2）通乳汁。

（3）抗病毒。

（4）实验证实，本品具有胰岛素活性成分。

【常用量】10～15g。

【大剂量应用参考】治黑疸危疾：瓜蒌根一斤，捣汁六合，顿服，随黄水从小便出。如不出，再服。（《简便单方》）

9. 天冬

天冬又名天门冬，产于四川、云南、贵州等地。

【性味功效】味甘寒。滋阴清热，润肠通便，清降肺火。

【临床功用】

（1）本品有较强的清除超氧自由基的作用，可延缓衰老。

（2）有一定的镇咳、祛痰作用。

（3）改善心肌收缩力。

（4）本品可用于热病后期及慢性消耗性疾病体液的补充。

【常用量】10～20g。

【大量应用参考】治肾水不足，阴虚火旺，牙痛，腰痛，咳嗽，呃逆及痿软方：天门冬、生地黄各六两，黄柏、知母各二两，水煎服。（《症因脉治》知柏天地煎）。

10. 桑椹

桑椹又名桑实、桑实，产于江苏、浙江等地。

【性味功效】味甘寒。滋阴补血,润肠。

【临床功用】

（1）增强细胞免疫力与体液免疫力。

（2）促进造血细胞生长,促进造血功能。

（3）促进淋巴细胞转化。

（4）润肠通便,可用于治疗便秘。

【常用量】10～20g。

11. 百合

百合又名野百合、伞子花根。我国各地山区均产。

【性味功效】味甘,性微寒。养阴润肺,清心安神。

【临床功用】

（1）有镇咳、祛痰、平喘之功效。

（2）镇静,催眠。

（3）有升高外围白细胞的作用。

（4）有显著的抑制迟发性过敏反应的作用。

【常用量】15～30g。

【注意】本品味甘,性微寒,因此不能用于阳虚证及湿寒证。

【参考方——笔者方】

（1）失眠:甘草 20～100g,百合 20～100g,酸枣仁 20～100g,甘松 20～50g,龙骨 50g,水煎,睡前服。

（2）疲劳:百合 30～100g,大枣 50g,乌梅 50g,红参 30g,麦冬 30g,麻黄 10g,水煎服。

12. 女贞子

女贞子又名女贞实、冬青子。我国大部地区均有栽培。

【性味功效】味甘、苦,性微寒。补肝肾、明目、清虚热、乌须。

【临床功用】

（1）刺激造血系统。

（2）抑制变态反应。

（3）强心，利尿。

（4）降血脂、降血糖、降低眼压。

（5）抗衰老。

（6）扩张冠状动脉、抗心肌缺血。

【常用量】10～15g。

13. 鳖甲

鳖甲主产于河北、湖北、安徽、浙江等地。

【性味功效】味咸，微寒。滋阴潜阳，退热除蒸，软坚散结。

【临床功用】

（1）本品能有效地降低甲状腺功能和肾上腺功能。

（2）本品含角蛋白及多种氨基酸及多种微量元素，有一定的增加血浆白蛋白的作用。

（3）本品能抑制结缔组织增生，可以用于治疗乳腺增生。

（4）本品能提高肾功能，消除尿蛋白。

（5）本品能提高肌肉耐疲劳能力，提高动物的耐寒能力。

【常用量】10～20g。

【使用注意】先煎。

【参考方——笔者方】

（1）肝脾大：鳖甲30g，三棱20g，莪术20g，大黄15g，共为细末，每日晨服6g。

（2）慢性肝炎：鳖甲30g，田基黄20g，人参20g，水煎服，每日1剂。

第十七节　开窍醒神药

开窍醒神药对应静证。其中温性药对应寒性静证，即寒闭证；凉性药对应热性静证，即热闭证。

1. 麝香

麝香又名香脐子、当门子,产于四川、西藏、云南、内蒙古等地。

【性味功效】味辛,性温。开窍醒神,活血散结,催产。

【临床功用】

(1)抗感染。

(2)本品小剂量有兴奋中枢神经和促苏醒作用;大剂量对中枢神经呈抑制作用。

(3)有强心作用。

(4)对子宫呈明显的兴奋作用,可抗着床、抗早孕。

(5)镇痛。

(6)抗组胺。

【常用量】0.1～0.15g。

【使用注意】

(1)入丸散剂,不入煎剂。

(2)孕妇忌用。

2. 樟脑

樟脑又名树脑,主产于长江以南各地。

【性味功效】味辛性热,有毒。内服开窍,外用杀虫、止痒止痛。

【临床功用】

(1)樟脑对心脏有直接兴奋作用,能促进衰弱心脏的功能恢复。

(2)兴奋中枢神经系统。

(3)对多种真菌有强烈的抑制作用。

(4)本品对胃黏膜有刺激作用,少用暖胃,大量则会引起恶心、呕吐。

(5)局部麻醉:涂于皮肤有清凉感,且止痒、止痛,并有轻微的局部麻醉作用。

(6)有轻微防腐作用,并有灭蚊、蛆等作用。

【常用量】内服0.03～0.06g,外用适量。

3．乌药

乌药又名天台乌药、台乌，产于浙江、安徽、江西、陕西等地。

【性味功效】味辛性温。行气，散寒，止痛。

【临床功用】

（1）促进胃肠蠕动。

（2）本品挥发油能兴奋大脑皮质，促进呼吸，兴奋心脏，加速血液循环，升血压。

（3）止血。

（4）抗组胺。

（5）促进消化液分泌。

（6）鲜乌药煎剂对金黄色葡萄球菌、炭疽杆菌、大肠杆菌等有抑制作用。

【常用量】10～15g。

4．苏合香

苏合香又名苏合香油、苏合油香，主产于非洲、印度、土耳其等地。

【性味功效】味辛性温。开窍避秽。

【临床功用】

（1）抗血小板聚集。

（2）兴奋中枢。

（3）抗血栓形成。

（4）有刺激性祛痰作用。

（5）扩张冠状动脉，抗心肌缺血。

【常用量】宜入丸、散等。每服0.3～0.9g。

5．冰片

冰片又名龙脑。

【性味功效】味辛苦，性微寒。开窍醒脑，清热止痛。

【临床功用】

（1）本品能促进神经胶质细胞的生长，保护脑组织。

（2）本品对中枢神经系统有兴奋作用。

（3）本品对溶血性链球菌、金黄色葡萄球菌等有抑制作用,且有防腐作用。

（4）有抗心肌缺血的作用。

（5）本品内服能促进其他药物透过血脑屏障;外用能促进透过皮肤黏膜。

（6）有镇痛作用。

【常用量】0.03～0.1g,外用适量。

【使用注意】

（1）宜入丸、散,不入煎剂。

（2）孕妇慎用。

【参考方——笔者方】

（1）中耳炎:黄连浸液加入适量冰片,滴耳。

（2）冠心病:瓜蒌皮 30g,薤白 50g,川芎 50g,赤芍 50g,水煎。合冰片0.25g 冲服。每日 1 剂。

（3）皮肤感染:在抗感染软膏(如红霉素软膏)中加入适量冰片,可明显提高抗感染疗效。治疗烧伤的药液中,加入适量的冰片,不但可以促进药物透皮,且有防腐、镇痛、抗感染的作用。

6.马钱子

马钱子又名番木鳖,主产于云南、广东、海南等地。

【性味功效】味苦性寒,有毒。活络,止痛。

【临床功用】

（1）兴奋中枢神经。

（2）抗真菌。

（3）有局部麻醉作用。

（4）有祛痰、平喘、镇咳作用。

（5）镇痛。

【常用量】制品 0.3～0.6g,为丸散用。

【使用注意】生品不可内服,孕妇及体虚者忌用。

第十八节　降逆药

降逆药对应呕吐。

1. 半夏

半夏有生半夏、制半夏、法半夏、姜半夏、清半夏、半夏曲等,分布于我国各地。

【性味功效】味辛,性温。有毒。燥湿化痰,降逆止呕,消痞散结。

【临床功效】

（1）有似可待因的镇咳作用。

（2）镇吐。

（3）降眼压。

（4）解毒。

（5）抗早孕。

【常用量】5～15g。

【使用注意】

（1）内服一般不用生半夏,多用制半夏。

（2）反乌头。

【大剂量应用参考】

（1）王瑞根认为生半夏入传统汤剂疗效优于制半夏,临证用以降浊用量宜大,可达30g,和中则用15g。在用生品时以先煎沸30分钟为妥,这样无口麻等不良反应。(《中国中药杂志》)

（2）治疗急性胃肠炎:半夏100g,甘草60g,干姜45g,黄芩45g,大枣20g(去核),黄连150g。加水2 000ml,煎至1 000ml,去渣浓缩至500ml,分3次服,每日1剂。呕吐重者先服生姜汁30～50ml。(《山东中医杂志》)

（3）王士福教授临床喜超大剂量应用半夏,其体会是,半夏用量不同功效也有所不同,如6～12g具有和胃之功;10～20g则有降逆止呕,化痰畅中之效;

30g 以上能安神疗不寐;60g 以上具有镇痛之功。(《当代名医临证精华》)

（4）徐燕集历代半夏超大剂量应用之大成,临证用半夏,剂量为每日30～50g。治疗痞证、呕吐、失眠及痰饮诸症,据其 20 年的经验,未见一例有不良反应。(《新中医》)

（5）朱元起临证超大剂量应用半夏,强调病例选择必须严格。虽主张心下痞满较甚,呕吐,逆气冲咽或不寐,应投大剂量的清半夏 30～60g,甚至达 120g,但对脾不化湿,停饮,呕恶者则用 9～15g;脾虚生湿、胃气呆滞者,半夏宜投小剂量,以 6～9g 为宜;而肺胃阴虚者,半夏的用量更要小。

2.竹茹

竹茹又名竹皮、竹二青。产于长江流域及南方各地。

【性味功效】味甘,性微寒。清热化痰,除烦止呕。

【临床功用】

（1）止呕吐。

（2）祛痰。

（3）对白色葡萄球菌、枯草芽孢杆菌、伤寒杆菌等均有较强的抑制作用。

【常用量】5～10g。

【附】竹沥:味甘,性微寒。清热化痰之力优于竹茹。

第十九节 止痛药

止痛药对应疼痛症。

1.鸡矢藤

鸡矢藤又名鸡屎藤。南方各地均有产。

【性味功效】味甘、微苦,性平。消食健胃,止痛,化痰止咳。

【临床功用】

（1）可治疗多种疼痛。

（2）解痉。

（3）助消化。

（4）本品可增加网织红细胞，对化疗、放疗所致的白细胞和血小板减少有治疗作用。

（5）本品有加强子宫节律性收缩的作用。

（6）镇静。

【常用量】15～60g。

2．夏天元

夏天元又名夏无踪、伏地延胡索。分布于湖南、江西、浙江、江苏、福建等地。

【性味功效】味苦、微辛，性温。活血、止痛。

【临床功用】

（1）镇痛作用明显。

（2）可扩张血管。

（3）本品大剂量有兴奋中枢神经作用。

（4）抗血栓形成，抗血小板聚集。

（5）本品大剂量有罂粟碱样作用，可解痉。

（6）降血压。

【常用量】5～15g。

3．青风藤

青风藤为青藤及毛藤的干燥藤茎。

【性味功效】味苦、辛，性温。祛风湿，通经络。

【使用注意】

（1）有明显的抗感染作用。

（2）有明显的镇痛作用。

（3）有镇静作用。

（4）免疫抑制。

【常用量】5～15g。

【使用注意】高风藤碱能促使多种组织和器官释放组胺。应用青风藤可有瘙痒,颜面充血,关节灼热感等反应。

4. 洋金花

洋金花又名曼陀罗、曼陀罗花、大麻子花、广东闹羊花。主产于江苏、福建、广东等地。

【性味功效】味辛,性温,有毒。止痛,止痉,止咳平喘。

【临床功用】

(1)有麻醉作用。

(2)可兴奋呼吸中枢。

(3)有抗休克作用。

(4)可加快心率。

(5)洋金花有阻断迷走神经的作用,从而减少呼吸道黏液分泌,减轻呼吸道腺体和杯状细胞的增生肥大,减轻支气管黏膜水肿,扩张支气管,从而发挥对慢性支气管炎的治疗作用。

【常用量】煎剂0.3～0.45g。入散剂,花与叶0.3～0.9g;种子0.3～0.5g。外用适量。

【使用注意】

(1)使用本品应严控剂量,以免中毒。配甘草同用,能制约毒性。

(2)发热无汗者忌用,青光眼患者慎用。

5. 白屈菜

白屈菜又名山黄连、假黄连。

【性味功效】味苦,性寒。镇痛、止咳。

【临床功用】

(1)本品作用类似吗啡,但对中枢抑制较弱,对末梢的作用较强,有镇痛及催眠作用。

(2)本品煎剂有镇咳祛痰平喘作用,对咳嗽中枢有直接抑制作用,并有支气管平滑肌解痉作用。

(3)本品煎剂外涂,或鲜品榨汁外涂,对扁平疣有较好治疗效果。

（4）本品能增加肿瘤细胞氧的消耗。

【常用量】10～15g。

6．天仙子

天仙子又名莨菪子。主产于华北、东北、西北地区。

【性味功效】味苦、辛，性温。解痉止痛。

【临床功用】

（1）本品对胃肠平滑肌有解痉作用。

（2）本品有拟胆碱作用。所含生物碱能使汗腺、唾液腺、胃液及支气管黏液腺等分泌减少，消化道和呼吸道平滑肌松弛，解除迷走神经对心脏的抑制，使心率加速，呼吸加快，血压上升，有散瞳及升高眼压等作用。

（3）镇静。

（4）增强止痛效果。所含生物碱可增强乌头碱止痛效果，但并不增加其毒性。

【常用量】0.6～1g。

【使用注意】大剂量应用，可引起口干、舌燥、发热反应。过量应用可致中毒。

7．山慈菇

山慈菇又名毛慈菇。主产于四川、贵州等地。

【性味功效】味苦，性温。清热解毒，消痈散结。

【临床功用】

（1）本品有与长春碱相仿的抗肿瘤作用。其作用选择性低，肿瘤细胞和正常细胞同样受到干扰，毒性较大。

（2）治疗痛风有效。

（3）抗感染，对急性风湿性关节炎有效。

（4）轻度的骨髓抑制作用。

【常用量】散剂口服，每次0.6～0.9g。

【使用注意】本品大量久服可引起胃肠道反应。

【大剂量应用参考】

治疗甲状腺瘤：山慈菇、炮山甲、夏枯草、贝母、僵蚕、郁金各 20g，黄药子、金桔叶各 6g，海藻、昆布、牡蛎各 30g，天花粉 12g，玄参 15g。水煎服，每日 1 剂。(《吉林中医药》)

8.七叶莲

七叶莲又称假荔枝，产于南方各地。

【性味功效】味苦，性温。消肿止痛，祛风除湿。

【临床功用】

(1) 有明显的镇痛作用，可用于治疗各种疼痛，且镇静。

(2) 有明显的平喘作用。

(3) 有明显的抗感染作用。

【常用量】10～15g。

【使用注意】本品不良反应少，少数人口服七叶莲片后出现恶心，饭后服可减轻。

【参考方——笔者方】

(1) 疼痛：七叶莲 30g，白芍 30g，甘草 30～50g，元胡 30g，蔓荆子 50g，水煎服。

(2) 类风湿关节炎：七叶莲 30g，雷公藤 20g，细辛 15g，青风藤 20g，甘草 30g，露蜂房 20g，水煎服。

第二十节　收涩药

一、固涩药

1.五味子

五味子又名北五味子、南五味子，主产于黑龙江、吉林、辽宁、宁夏、甘肃、山东等地。

【性味功效】味酸甘,性温。益气生津,补肾养心,收敛固涩。

【临床功用】

（1）镇咳祛痰。

（2）有调节中枢神经系统功能作用。

（3）兴奋呼吸中枢,兴奋子宫。

（4）强心。

（5）保肝降酶。

【常用量】10～20g。

2. 山茱萸

山茱萸又名山萸肉,主产于江西、安徽、河南、陕西等地。

【性味功效】味酸涩,性微温。补肝肾,收敛固涩。

【临床功用】

（1）有强心、利尿作用,尚能增加冠状动脉流量。

（2）抗心律失常。

（3）有降低血液黏稠度的作用。

（4）山茱萸大剂量应用有抗休克作用。

（5）本品能明显降低进食后血糖水平,升高进食后血浆胰岛素水平。

（6）有抗衰老、抗氧化作用。

（7）本品可抑制血小板聚集,有抗血栓的作用。

【常用量】10～20g。

【参考方】

（1）治疗各类脱证:用山茱萸90～120g,加水300ml,武火急煎,取汁100ml。再将药渣以上法煎取100ml,两次煎液混合,首取1/3药量,余药视病情好转情况分多次治疗,病愈则止。(《中国中医急症》)

（2）治疗糖尿病:山茱萸30g,五味子、乌梅、苍术各20g。加水2 000ml,煎至1 000ml,每日1剂,分3次饭前温服。(《山东中医杂志》)

3. 乌梅

乌梅又名梅干,主产于浙江、福建、四川等地。

【性味功效】味酸涩,性平。敛肺,涩肠,生津,安蛔。

【临床功用】

(1)本品有利胆,收缩胆囊,松弛胆管括约肌的作用。

(2)本品水煎剂对大肠杆菌、绿脓杆菌、霍乱弧菌等致病菌及皮肤真菌均有抑制作用。其乙醇浸液对大肠杆菌、伤寒杆菌等均有显著抑制作用。

(3)本品有抗过敏作用。

(4)本品有收敛作用,可用于治疗久咳、久泻之病,有止血、止汗作用。

(5)驱虫,安蛔。

【常用量】15～30g。

【大剂量应用参考】

治疗糖尿病:乌梅60g,人参15g,附片、青皮、当归各10g,干姜12g,肉桂、黄连、黄柏各6g,蜀椒3g,水煎服,每日1剂。(《成都中医学院学报》,现《成都中医药大学学报》)

【参考方——笔者方】

(1)银屑病:乌梅50g,甘草50g,茯苓50g,紫草50g,虎杖30g,水煎服。

(2)胆囊炎:乌梅50g,茵陈30g,甘草30g,大黄15～30g,水煎服。

4.麻黄根

麻黄根以麻黄的根部供药,产于西北、华北等地。

【性味功效】味甘,性平。固表止汗。

【临床功用】

(1)本品所含伪麻黄碱有止汗作用。

(2)本品可使末梢血管扩张。

(3)降血压:与麻黄浸膏的作用完全相反。

(4)本品对平滑肌呈收缩作用。此作用可用于治疗胃、子宫下垂等内脏下垂之疾病,其效可能比升麻、柴胡为好。

(5)减慢心率。

【常用量】5～10g。

二、涩肠止泻药

涩肠止泻药对应久泻症。

1. 诃子

诃子又名诃黎勒,产于云南、广东、广西等地。

【性味功效】味苦、酸,性平。涩肠止泻,敛肺利咽。

【临床功用】

（1）有收敛止泻作用。

（2）有抗菌作用。

（3）有罂粟碱样缓解平滑肌痉挛作用。

【常用量】5～10g。

【使用注意】止泻宜煨用,生用有润肠作用。所含鞣质为水解型,有较大肝毒性。

2. 肉豆蔻

肉豆蔻又名肉果、玉果。我国广东、广西、云南等地有栽培。

【性味功效】味苦、辛、涩,性温。收敛止泻,温中行气。

【临床功用】

（1）本品所含挥发油有麻醉作用,过量应用对人有致幻作用,甚至死亡。

（2）本品煨用对久泻有较好的疗效。

【常用量】5～10g。散剂应用减半。

3. 赤石脂

赤石脂又名红土、红石土。产于福建、山东、河南等地。

【性味功效】味甘、涩,性温。涩肠止泻,止血,生肌。

【临床功用】

（1）有生肌作用。

（2）可止血。

（3）能吸附消化道内有毒物质。慢性结肠炎、慢性痢疾久泻不止者，可用本品水煎服，或与金樱子同用。

【常用量】10～30g。

4．石榴皮

石榴皮又名酸榴皮。

【性味功效】味酸涩，性温。止泻、杀虫。

【临床功用】

（1）本品含大量鞣质，有止泻、抗菌作用。

（2）有抗病原微生物作用。

【常用量】10～20g。

【使用注意】本品含鞣质较多，刺激胃黏膜，容易引起恶心、呕吐。

【参考方】

治疗直肠脱垂：石榴皮60～90g，水煎服。

5．五倍子

五倍子又名棓子、百虫仓。主产于四川。

【性味功效】味酸、涩，性寒。涩肠止泻，敛汗止血。

【临床功用】

（1）本品含大量鞣质，有止汗、止血、止泻作用。

（2）广谱抗菌：本品煎剂对金黄色葡萄球菌、大肠杆菌、肠炎杆菌、痢疾杆菌、伤寒杆菌、副伤寒杆菌、肺炎杆菌、乙型溶血性链球菌等均有抑制作用。

（3）有解毒消肿的作用。

【常用量】3～5g。

三、补肾固精药

补肾固精药对应遗精多尿症。

1．益智仁

益智仁主产于广东、广西、云南、福建等地。

【性味功效】味辛，性温。补肾固精，缩小便，温脾止泻。

【临床功用】

（1）抗利尿。

（2）抑制前列腺素合成。

（3）钙拮抗作用。

（4）强心，扩张冠状动脉。

（5）改善记忆力。

（6）镇静，催眠。

【常用量】5～10g。

【参考方——笔者方】

（1）失眠：益智仁30g，酸枣仁50g，龙骨30g，甘草50g，甘松30g，水煎服或睡前服1煎，醒后不眠服2煎。

（2）改善记忆力：益智仁30g，远志15g，石菖蒲20g，川芎30g，水煎服。

2．桑螵蛸

桑螵蛸又名螳螂子、刀螂子。全国大部地区均产。

【性味功效】味甘咸，性平。补肾助阳，固精缩尿。

【临床功用】

（1）增强免疫。

（2）增强性功能，可用于治疗阳痿。

（3）有抗利尿作用。

（4）有抗氧化作用。

【常用量】5～10g。

3．金樱子

金樱子主产于江苏、浙江、广东、广西等地。

【性味功效】味酸、甘、涩，性平。固精缩尿，涩肠止泻。

【临床功用】

（1）本品可直接兴奋泌尿生殖道动力平滑肌和拮抗交感神经兴奋，扩张血管。

（2）本品能使排尿次数减少，排尿间隔时间延长。

（3）本品有抑制肠管及膀胱平滑肌收缩的作用。

（4）有抗病原微生物作用。

（5）本品具有固精作用。

【常用量】20～30g。

【大剂量应用参考】

（1）盗汗：可用金樱子60g，水煎服。

（2）直肠脱垂：可用金樱子60～90g，水煎服。

【参考方】

（1）金樱子3 000g，加水冷浸1天，次日用武火煮30分钟，滤汁留渣，再加水煎煮30分钟去渣取汁，混合后浓缩成3 000ml备用。每日早晚2次，每次60ml，温开水冲服，连服3天为1个疗程，隔2天后，再服3天。（《中药临床新用》）

（2）治疗盗汗：金樱子60g，瘦肉50～100g，炖熟，每晚睡前饮汤食肉，连服3～4天。（《中药临床新用》）

（3）曹会卿治疗直肠脱垂：菝葜90～120g，金樱子（根）60～90g，鲜品量酌增。小儿酌减。水煎分3次服。作者认为，不论病程久暂、脱肛程度轻重，性别、年龄，气虚下降或湿热下注，疗效均好。

4．芡实

芡实又名芡实米，产于湖北、安徽等地。

【性味功效】味甘涩，性平。健脾止泻，固肾涩精、止带。

【临床功用】

（1）抗动脉粥样硬化。

（2）降血脂。

（3）保护肾功能。

（4）有收敛作用，可用于久泻、遗精、遗尿等。

【常用量】10～20g。

【参考方——笔者方】

（1）蛋白尿：芡实30g，白果10枚，糯米30g，煮粥，10天为1个疗程。

（2）久泻：炒山药50g，芡实50g，金樱子50g，入水煎服。

5. 沙苑子

沙苑子又名沙苑蒺藜，主产于东北、西北等地。

【性味功效】味甘，性温。温补肝肾，固精缩泉，明目。

【临床功用】

（1）有明显的降血压作用，且与剂量呈正比。

（2）有增加脑血流量的作用。

（3）有减慢心率作用，剂量大，作用持续时间长。

（4）有明显降低血清胆固醇和甘油三酯作用。

（5）有免疫促进作用。

（6）对迟发性过敏反应有抑制作用。

【常用量】15～30g。

6. 覆盆子

覆盆子主产福建、浙江等地。

【性味功效】味甘酸，性温。益肾，固精，缩尿。

【临床功用】覆盆子有雌激素样作用，可抗衰老、改善学习记忆能力等多种作用。覆盆子还可预防血管粥样硬化，保护心脏。

【常用量】12～20g。

第二十一节　通乳药

1. 丝瓜络

丝瓜络又名丝瓜筋、丝瓜网。主产于广东、江苏、浙江等地。

【性味功效】味甘，性平。祛风、通络、行血。

【临床功用】

（1）本品通乳作用。治疗乳汁稀少，可与王不留行、甲珠等同用。

（2）镇咳、祛痰、平喘。

【常用量】10～15g。

2．路路通

路路通又名枫实、枫果。产于浙江、福建、云南、四川等地。

【性味功效】味苦、涩，性平。祛风通络，利水除湿。

【临床功用】

（1）通乳汁。

（2）可用其水煎外洗，治疗皮肤瘙痒症。

（3）可用于治疗水肿。

【常用量】10～15g。

3．胡芦巴

胡芦巴又名苦豆。产于安徽、四川、河南等地。

【性味功效】味苦，性温。温肾、祛寒、止痛。

【临床功用】

（1）有泻下作用。

（2）降低肾衰血清中尿素痰和肌酐含量。

（3）催乳。

（4）可用于治疗 2 型糖尿病。

（5）舒张胃肠平滑肌。

【常用量】5～10g。

第二十二节　接骨药

1．续断

续断又名川续断、川续断，主产于四川、湖北。

【性味功效】味辛、微温。补肝肾，强筋骨，止血安胎。

【临床功用】

（1）催乳：可治疗乳汁稀少。

（2）止血：可治疗功能失调性子宫出血及先兆流产。

（3）抑制子宫收缩。

（4）能明显提高耐缺氧能力及负重活动时间。

（5）可促进乳腺和生殖器官的发育；促进组织再生；促进骨折愈合。

【常用量】10～15g。

2．骨碎补

骨碎补产于浙江、湖南、广东等地。

【性味功效】味苦，性温。补肾接骨，活血止痛。

【临床功用】

（1）促进骨钙吸收：本品能促进骨折愈合，对骨生长有明显的促进作用。

（2）抗链霉素毒不良反应：用本品15g水煎服，可明显减轻链霉素的耳毒性。

（3）有抗利尿作用，可用于治疗遗尿。

（4）抗疣：本品对寻常疣、传染性软疣有治疗作用。

【常用量】10～15g。

【参考方——笔者方】

（1）寻常疣、传染性软疣：骨碎补50g，薄荷10g，以75%的酒精浸泡，48小时后以其浸涂患处，每日2～3次，1周左右可治愈。

（2）骨质疏松：骨碎补30g，龟甲30g，龙骨50g，水煎服，每日1剂。

3．自然铜

自然铜又名接骨丹，产于四川、广东、湖北等地。

【性味功效】味辛，性平。散瘀止痛，续筋接骨。

【临床功用】

（1）改善造血功能，促进骨髓本身及周围血液中网状细胞和血红蛋白的增生。

（2）促进骨折愈合。

【常用量】每日 0.3～0.5g。多入丸、散剂中。

4.肿节风

肿节风又名九节茶。产于云南、江西等地。

【性味功效】味苦,性凉。清热解毒,接骨疗伤,祛风除湿。

【临床功用】

（1）抗病原微生物:本品对金黄色葡萄球菌、大肠杆菌、绿脓杆菌等均有不同程度的抗菌作用。本品对部分真菌及病毒亦有抑制作用。

（2）本品有一定抗肿瘤作用。

（3）本品有明显的抗溃疡作用。且可增加食欲,促进胃液分泌。

（4）肿节风适用于治疗与自身免疫有关的多种疾病,如类风湿关节炎、银屑病、血小板减少性紫癜、慢性非特异性溃疡性结肠炎等。

（5）促进骨折愈合,促进凝血。

【常用量】10～20g。

【临床功用参考】

肿节风的多种制剂,如干浸膏片、糖浆、注射液等治疗各类肿瘤有一定疗效,以对胰腺癌、胃癌、直肠癌、肝癌、食管癌、白血病有较好疗效。(《中药临床新用》)

第二十三节　杀虫药

1.鹤虱

鹤虱又名北鹤虱、南鹤虱。产于华北地区称北鹤虱,产于浙江、江苏等地称南鹤虱。

【性味功效】味苦、辛,性平。有小毒。杀虫。

【临床功用】

（1）对蛔虫、绦虫、蛲虫均有驱除作用。

（2）本品对皮肤有一定的消毒和抑菌作用。

【常用量】5～10g。

2. 使君子

使君子又名使君肉、留球子、四君子。主产于四川、广东、广西等地。

【性味功效】味甘,性温。杀虫消积。

【临床功用】

（1）使君子可驱杀蛔虫、蛲虫,可麻痹蛔虫及蛲虫虫体。

（2）使君子可抗阴道滴虫。

（3）抗真菌:使君子水浸剂在体外对常见皮肤真菌有抑制作用。

【常用量】5～15g。炒香嚼服。

【使用注意】本品不宜与茶同服。不宜大量服用。

3. 苦楝皮

苦楝皮又名苦楝根皮、川楝皮、楝木皮。我国大部分地区有分布。

【性味功效】味苦,性寒,有毒。杀虫,疗疥癣。

【临床功用】

（1）本品水浸剂对多种常见的体表致病真菌有抑制作用,其乙醇浸液作用更明显。

（2）可驱杀多种肠道寄生虫,如滴虫、钩虫、蛔虫。

【常用量】10～15g。

【使用注意】

（1）心脏病、胃溃疡、体弱者忌用。

（2）用药前后忌茶。

4. 雷丸

雷丸又名雷矢、雷实。主产于长江流域。

【性味功效】味苦,性寒。消积,杀虫。

【临床功用】

雷丸能驱除多种肠道寄生虫,对蛔虫、阴道毛滴虫、钩虫、丝虫、蛲虫等皆有杀灭作用。

【常用量】粉剂10～20g,每日服2～3次,连服3日。

【使用注意】受热（60℃左右）易失效。

5．榧子

榧子又名玉榧、香榧子。主产于浙江、湖北等地。

【性味功效】味甘，性平。杀虫、缓泻。

【临床功用】本品对绦虫、钩虫、蛔虫、蛲虫、姜片虫均有驱除之效。

【常用量】15～20g。可炒香嚼服，每次10～20枚，或入丸、散剂。

6．鸦胆子

鸦胆子又名苦参子。产于广东、广西等地。

【性味功效】味苦，性寒。抗癌治痢，腐蚀赘疣。

【临床功用】

（1）本品对阿米巴原虫、肠道线虫、绦虫、鞭虫、蛔虫、钩虫、肺吸虫成虫、滴虫、草履虫、原虫、蚊幼虫和卵均有杀灭作用。

（2）对皮肤真菌有杀灭作用。

（3）抗肿瘤。

（4）治痢。

（5）可用于治疗寻常疣、扁平疣。

【常用量】其仁每次服10～15粒。为防服后呕吐，须用奶糖或龙眼肉包服；或将仁放于纸上压碎，让纸去其油，后装胶囊服。

第二十四节　外用药

1．硫黄

硫黄主产于山西、山东、陕西等地。

【性味功效】味酸，性热。有毒。外用解毒杀虫。

【临床功用】

（1）有溶解皮肤角质的作用，且能脱毛。

（2）抗真菌、细菌感染。

（3）有杀灭疥虫的作用。

【常用量】外用适量。内服每次 1~3g。

【使用注意】孕妇忌服。

【参考方——笔者方】

（1）蚧疮：凡士林适量，樟脑 5g，冰片 28g，硫黄 5g，调匀外用。

（2）疥癣：贯众 50g，苦参 50g，百部 50g，苦楝皮 50g，硫黄 10g（单包），水煎 2 剂，后入硫黄外洗，每日数次。

2. 砒石

砒石主产于湖南、四川、广东等地。

【性味功效】味辛，大热，大毒。外用蚀疮去腐，内服截疟、祛痰。

【临床功用】

（1）有抗肿瘤，促进红细胞、血红蛋白新生作用。

（2）有抗病原微生物作用，如疟原虫、阿米巴原虫等。

【常用量】外用应小量应用，不宜大面积应用，以免从局部吸收。皮肤有溃破处不宜用。内服每次 0.002~0.004g，入丸、散，不宜入汤剂。

3. 炉甘石

炉甘石主产于广西、湖南、四川等地。

【性味功效】味甘、涩，性平。解毒，敛疮。

【临床功用】

（1）有中度防腐作用。

（2）外用能部分吸收创面分泌物。

（3）有保护皮肤的作用。

【常用量】外用适量。

4. 大风子

大风子又名大枫子。

【性味功效】味辛，性热。有毒。祛风燥湿，杀虫。

【临床功用】

（1）对常见的皮肤真菌有抑制作用。外用可治疗足癣、顽癣等皮肤病。

（2）可显著抑制结核分枝杆菌。

（3）毒性强，内服易吐。

【常用量】内服每次 0.3～1g。外用适量。

5. 大蒜

大蒜又名蒜头、独蒜。各地均产。

【性味功效】味辛，性温。解毒杀虫，消肿，止痢。

【临床功用】

（1）抗血小板聚集。

（2）大蒜辣素有强大的抗菌作用。大蒜水浸剂在体外对多种致病性皮肤真菌均呈明显的抑制作用。紫皮蒜的抗菌效力比白皮蒜强。

（3）驱除阿米巴原虫、滴虫、蛲虫等。

（4）大蒜提取液对幽门螺杆菌有明显的抑制作用，且呈量效关系。

（5）有明显的降血脂作用。

（6）降血糖。

【常用量】5～15g。

【使用注意】煎剂易失效。大蒜汁沸水冲服，可减少其刺激性。大蒜制剂对肾实质有一定的刺激性。

6. 轻粉

轻粉又名汞粉。产于山西、陕西、湖南、贵州、四川等地。

【性味功效】味辛，性寒。外用杀虫、攻毒、去腐、敛疮。

【临床功用】

（1）杀菌：本品外用有杀菌作用，对多种皮肤真菌有较强的抑制作用。

（2）去腐生肌：由轻粉等组成的去腐生肌散，外用后能使皮肤溃疡短时间内修复。

【常用量】外用适量。

【参考方——笔者方】

（1）疥癣、梅毒：轻粉、大风子肉各 10g，共研细末，外涂患处。

（2）酒糟鼻：轻粉、硫黄、生大黄、百部各 50g，上药共研细末，溶于

75%酒精中,浸泡48小时涂患处。每日早晚涂3～5分钟,1个月为1个疗程,1～12个月可痊愈。

（3）癣症:轻粉、雄黄等量,加冰片适量,以凡士林调匀涂患处。

7. 斑蝥

斑蝥又名斑毛虫。主产于辽宁、山东等地。

【性味功效】味辛,性热,大毒。破血散结,攻毒蚀疮。

【临床功用】

（1）抗肿瘤:皮肤肿瘤,可用本品酒浸外用。

（2）抗真菌:斑蝥水浸剂对常见的多种致病性真菌有抑制作用。

（3）生发:本品能刺激发根,促进毛发生长。

（4）局部刺激:斑蝥对皮肤黏膜有强烈刺激作用,能引起局部发赤起泡。

（5）杀虫:本品水浸剂在体外有杀死丝虫幼虫的作用。

【常用量】外用适量。内服:炮制后多入散、丸,0.03～0.06g。

【使用注意】外用过量、外敷面积过大,时间过久,也可吸收中毒而致死。

第三章　常用方使用解说

第一节　寒证方

一、表寒证方

1.麻黄汤

【歌注】

麻黄汤中用桂枝,

杏仁甘草四般施。

麻黄（去节）9g	桂枝（去皮）6g	炙甘草3g
辛温	辛甘温	甘温

杏仁（去皮尖）9g
苦微温

先煎麻黄,去上沫,再入其他药物,同煎2次,分2次服。服后覆盖衣被,以汗出为佳。若汗出邪解,不可再服,如汗未出,即可酌情续服。

【主治症状】

恶寒发热,头项强痛,身疼腰痛,骨节疼痛,无汗而喘,脉浮紧。

【分解辨证】

（1）证·症

表寒证:恶寒发热,无汗,脉浮紧。

症：头身骨痛，喘。

（2）证·症·药

表寒证：麻黄、桂枝。

头身骨痛：桂枝、甘草；喘：麻黄、杏仁。

（3）气味：本方以辛味为主，苦甘并用，性温。

（4）方剂功效：发汗解表，宣肺平喘。

（5）证·症·药对应分解

麻黄、桂枝：辛温发汗解表。对应表寒证。

杏仁、麻黄、甘草：宣肺平喘。对应咳嗽、吐痰、喘症。

甘草、桂枝：止痛，对应疼痛症。

2. 桂枝汤

【歌注】

桂汤芍草姜枣加，
表寒虚证功效佳。

桂枝（去皮）9g	白芍 9g	大枣（擘）4 枚
辛甘温	苦酸微寒	甘平

甘草（炙）6g	生姜（切）9g
甘温	辛温

上五味，水煎温服，服已须臾，进热粥一碗，以助药力，同时盖棉被上床而卧，使身体有微汗出，不宜出大汗。服一煎汗出病解，则不再服药。若不见汗出，可依前法再服，可照服三四剂。禁生冷、黏滑、肉面、五辛、酒酪、臭恶等物。现代用法，水煎服，每日 1 剂。

【主治症状】

发热、汗出恶风，头痛，鼻鸣干呕，苔白不渴，脉浮缓或浮弱（或病常自汗出，或时发热汗出）。

【分解辨证】

（1）证·症

表寒证：发热、恶风、苔白不渴，脉浮或缓。

虚证：汗出、脉弱。

症：头痛、鼻鸣、干呕。

（2）证·症·药

表寒证：桂枝、生姜。

虚证：大枣、甘草。

头痛：桂枝、甘草、白芍；鼻鸣：生姜、甘草；干呕：生姜。

（3）气味：本方甘辛酸并用，以甘味为主，甘补辛散酸收，性温。

（4）功效：解肌祛风，调和营卫。

3.九味羌活汤

【歌注】

九味羌活苍防风，

细辛白地黄草芎。

羌活 10g	苍术 6g	防风 6g
辛苦温	辛苦温	辛甘微温
细辛 2g	白芷 3g	川芎 3g
辛温	辛温	辛温
生地黄 3g	黄芩 3g	甘草 3g
甘微苦寒	苦寒	甘辛

上九味，水煎服。若急发汗热服，以羹粥投之。若缓发汗温服。

【主治症状】

外感风寒湿邪，兼有里热证。恶寒发热，无汗，头项强痛，肢体酸楚疼痛，口苦微渴。舌苔白或微黄，脉浮。

【分解辨证】

（1）证·症

表寒证：恶寒发热，舌苔白，脉浮。

轻热证：苔微黄，口微渴。

湿证：肢体酸楚。

症：头痛、肢痛。

（2）证·症·药

表寒证：羌活、防风、细辛、白芷。

轻热证：黄芩。

湿证：苍术等。

头痛、身痛：防风、甘草、川芎等。

（3）气味：本方以辛味为主，辛甘苦并用，性温。

（4）功效：发汗祛湿，兼清里热。

4. 荆防败毒散

【歌注】

荆 防 败 毒 桔 川 独，

羌 柴 前 胡 枳 甘 苓。

荆芥 5g	防风 5g	桔梗 5g
辛微温	辛甘微温	苦辛
川芎 5g	羌活 5g	柴胡 5g
辛温	辛苦温	苦辛微寒
前胡 5g	枳壳 5g	甘草 3g
苦辛微寒	苦辛酸微寒	甘辛
茯苓 5g	独活 5g	
甘淡辛	辛苦温	

水煎服。

【主治症状】

鼻塞声重,流清涕,喷嚏,喉痒,咳嗽,痰多而稀,甚则发热恶寒,头痛牙痛,无汗,苔薄白,脉浮或浮紧。

【分解辨证】

(1)证·症

湿证:声重,流清涕,痰稀多。

表寒证:恶寒发热,无汗,苔薄白,脉浮或浮紧。

症:鼻塞、喷嚏、喉痒、咳嗽、头身痛。

(2)证·症·药

湿证:茯苓。

表寒证:荆芥、防风、羌活、独活。

鼻塞、喷嚏、喉痒:荆芥、防风、羌活、柴胡、甘草、前胡、茯苓;咳嗽:甘草;头身痛:甘草、羌活、独活、柴胡、防风、川芎。

(3)气味:本方以辛味为主,辛甘苦并用,性偏温。

(4)功效:发汗解表,散风除湿。

二、内寒轻证方

1. 附子理中丸

【歌注】

附子理中人参炮,

甘草黑附白术疗。

制附子 30g	人参 30g	干姜 30g
辛甘热	甘微苦温	辛热
炙甘草 30g	白术 30g	
甘温	甘苦温	

上药为蜜丸,每服 6～9g,小儿酌减。

【主治症状】

形冷畏寒,肢末欠温,苔白,脘腹疼痛,吐泻。

【分解辨证】

（1）证·症

内寒轻证:形冷畏寒,肢末欠温,苔白。

症:腹痛,吐,泻。

（2）证·症·药

内寒轻证:温热性药。

腹痛:附子、干姜、甘草;吐:方中未用镇吐药,甘草解痉;泻:干姜、附子、白术。

（3）气味:本方以甘味为主,甘辛苦并用,性温热。

（4）功效:温阳散寒,益气健脾。

2. 苓桂五味姜辛汤

【歌注】

苓 甘 五 味 姜 细 辛,

慢 咳 寒 证 此 方 珍。

茯苓 12g	炙甘草 9g	干姜 9g
甘淡平	甘温	辛热
五味子 5g	细辛 3g	
酸甘温	辛温	

水煎温服。

【主治症状】

形冷畏寒,咳嗽,喘息,口不渴,舌苔白润,脉迟缓。

【分解辨证】

（1）证·症

内寒轻证:形冷畏寒,苔白,脉迟缓。

湿证：口不渴，苔白润。

症：咳嗽，喘息。

（2）证·症·药

内寒轻证：干姜及温性药。

湿证：茯苓、细辛。

咳嗽：五味子，甘草；喘息：五味子、细辛。

（3）气味：本方以辛甘味为主，辛甘酸并用，性温。

（4）功效：温肺化饮止咳。

3. 暖肝煎

【歌注】

暖肝肉乌归，

茯杞生沉茴。

肉桂 3g	乌药 6g	当归 6g
辛甘热	辛温	辛甘温
茯苓 6g	生姜 10g	沉香 3g
甘淡辛	辛温	辛温
小茴香 6g	枸杞子 9g	
辛温	甘平	

水煎温服。

【主治症状】
睾丸冷痛，或小腹疼痛，疝气痛，畏寒喜暖，舌淡苔白，脉沉迟。

【分解辨证】

（1）证·症

内寒轻证：睾丸冷，畏寒喜暖，苔白，脉迟。

虚证：脉沉。

症：睾丸冷痛、小腹痛。

（2）证·症·药

内寒轻证：以方中温热性药治。

虚证：枸杞子、当归。

疼痛：肉桂、沉香、小茴香；解痉：当归、生姜、乌药、茯苓。

（3）气味：本方味辛，性温。

（4）功效：暖肝温肾，行气止痛。

4. 四神丸

【歌注】

四神破肉五吴茱，

五泻舌淡脉为无。

补骨脂 120g	肉豆蔻 60g	五味子 60g
辛苦大温	辛温	酸甘温

吴茱萸 30g
辛苦热

上为末，红枣 49 枚，生姜四两（120g）切，水煮枣热，去姜，取枣肉，捣和丸药如桐子大，每服 6g，空心盐汤服下。

【主治症状】

五更泻，不思饮食，食不消化，腹痛肢冷，神疲乏力，舌淡，苔薄白，脉沉迟无力。

【分解辨证】

（1）证·症

内寒轻证：肢冷，脉迟。

虚证：神疲乏力，舌淡，脉无力。

症：五更泻，腹痛，不思饮食。

（2）证·症·药

内寒轻证：补骨脂、吴茱萸等方中温、热性药。

虚证：方中未用大补药，只用生津的五味子。

五更泻：补骨脂、肉豆蔻、五味子；腹痛，不思饮食：吴茱萸。

（3）气味：本方以辛味为主，辛甘酸并用，性温热。

（4）功效：温肾暖脾，固肠止泻。

5. 右归饮

【歌注】

右 归 熟 地 杜 仲 甘，

山 药 肉 枸 附 萸 山。

熟地黄 30g	山药 6g	枸杞子 6g
甘微温	甘辛	甘辛
杜仲 6g	炙甘草 3g	肉桂 6g
甘温	甘温	辛甘热
山茱萸 3g	制附子 9g	
甘酸温	辛甘热	

水煎服。

【主治症状】

气怯神疲，腹痛腰酸，肢冷脉细，舌淡苔白。

【分解辨证】

（1）证·症

内寒轻证：肢冷，苔白。

虚证：气怯神疲，舌淡，脉细。

症：腹痛，腰酸。

（2）证·症·药

内寒轻证：附子、肉桂。

虚证：熟地黄、山药、枸杞子、杜仲、炙甘草、山茱萸。

腹痛：附子、肉桂、炙甘草、杜仲；腰酸：杜仲。

（3）气味：本方以辛甘味为主，性热。

（4）功效：温补肾阳，填精益髓。

三、内寒重证方

1. 四逆汤

【歌注】

四 逆 汤 甘 姜，

附 子 阴 寒 尝。

炙甘草 6g	干姜 5g	制附子 9g
甘温	辛甘热	辛甘热

水煎温服，附子先煎 30 分钟。

【主治症状】

四肢厥冷，恶寒蜷卧，精神不振，面色苍白，舌苔白滑，或腹痛下利，呕吐不渴，脉微细。

【分解辨证】

（1）证·症

内寒重证：四肢厥冷，面色苍白，恶寒。

静证：蜷卧，精神不振。

湿证：苔白滑，下利，不渴。

虚证：脉微细。

症：呕吐，腹痛。

（2）证·症·药

内寒重证：附子、干姜。

静证：干姜。

湿证：附子、干姜。

虚证：炙甘草。

呕吐：干姜；腹痛：附子、干姜、炙甘草。

（3）气味：本方以辛味为主，性热。

（4）功效：回阳救逆。

2．破格救心汤（李可方）

【歌注】

破格救心草姜附，

高参龙牡麝磁萸。

制附子 30～200g	干姜 60g	炙甘草 60g
辛甘热	辛热	甘温

高丽参 10～30g（另浓煎汁，兑服）	山茱萸 60～120g
甘微苦温	甘酸温

龙骨 30g	牡蛎 30g	磁石 30g
甘涩辛	咸涩微寒	咸寒

麝香 0.5g（分次冲服）
辛温

病势缓者，加冷水 2 000ml，文火煮取 1 000ml，分 5 次服，2 小时 1 次，日夜连服 1～2 剂；病势危急者，开水武火急煎，随煎随喂，或鼻饲冷药，24 小时内，不分昼夜，频频喂服。

【主治症状】

（1）凡内、外、妇、儿各科危重急症，或大吐大泻，或吐衄便血，妇女血崩，或外感寒温，大汗不止，或久病气血耗伤殆尽，导致阴竭阳亡，元气暴脱。

（2）一切心源性、中毒性、失血性休克及急症导致循环衰竭。

（3）冷汗淋漓，四肢冰冷，面色㿠白或萎黄，唇、舌、指甲青紫，口鼻气冷，喘息抬肩，口开目闭，二便失禁。

（4）神志昏迷，气息奄奄。

（5）脉象沉微迟弱，1 分钟 50 次以下；或散乱如丝，数急无伦，1 分钟

120～240 次以上。

【分解辨证】

（1）证·症

内寒重证：冷汗淋漓，四肢冰冷，面色㿠白，口鼻气冷。

血瘀证：唇、舌、甲青紫。

静证：昏迷，气息奄奄，口开目闭，二便失禁。

症：大汗不止，休克，循环衰竭。

（2）证·症·药

内寒重证：以方中之热性药以治。

血瘀证：附子、干姜、高丽参、山茱萸。

静证：高丽参，麝香。

大汗不止：山茱萸、龙骨、牡蛎；休克：山茱萸；循环衰竭：高丽参、麝香、附子、山茱萸、干姜。

（3）气味：本方以辛味为主，性热。

（4）功效：回阳救逆，开窍止汗。

四、寒证方

1. 厚朴温中汤

【歌注】

厚朴温中陈甘茯，
草蔻木香干姜入。

厚朴 30g	橘皮 30g	炙甘草 15g
苦辛温	辛苦温	甘温
草豆蔻 15g	木香 15g	干姜 2g
辛温	辛苦温	辛热

合为粗散，每次 15g，加姜 3 片，水煎服，忌一切冷物。

【主治症状】

胸腹胀满或疼痛,不思饮食,舌苔白腻,脉迟。

【分解辨证】

(1)证·症

寒证:舌苔白,脉迟。

症:胸腹胀痛,不思饮食。

(2)证·症·药

寒证:方中诸温、热性药。

胸腹胀痛:厚朴、草豆蔻、木香、橘皮、炙甘草;不思饮食:橘皮。

(3)气味:本方以辛味为主,性温。

(4)功效:行气温中,燥湿除满。

2. 大建中汤

【歌注】

大建干人蜀饴糖,

肢冷呕吐腹痛方。

干姜 15g	人参 10g	蜀椒 5g
辛热	甘微苦温	辛热

胶饴 180g
甘辛

先以水煎前三味,去滓,加入胶饴,再煎温服。

【主治症状】

腹痛,腹胀,胃寒感冒,呕吐,手足逆冷,或有冷汗,口吐清涎。

【分解辨证】

(1)证·症

寒证:手足逆冷,冷汗,胃寒感。

症:呕吐,腹痛。

（2）证·症·药

寒证：干姜、蜀椒等温、热之药。

呕吐：干姜；腹痛：干姜、蜀椒、饴糖。

（3）气味：本方以甘味为主，甘辛并用，性温热。

（4）功效：温中补虚，降逆止痛。

3．阳和汤

【歌注】

阳 和 熟 肉 麻 鹿 胶，

白 芥 姜 炭 生 甘 草。

熟地黄 30g	肉桂 3g	麻黄 2g
甘温	辛甘热	辛温
鹿角胶 9g	白芥子 6g	姜炭 2g
甘咸温	辛温	辛苦温
生甘草 3g		
甘温		

水煎温服。

【主治症状】

阴疽，漫肿无头，皮色不变，酸痛无热，口中不渴，舌淡苔白，脉细迟。

【分解辨证】

（1）证·症

寒证：阴疽、皮色不变、无热、口中不渴、脉迟、苔白。

湿证：漫肿、酸痛，口中不渴，苔白。

虚证：舌淡，脉细。

（2）证·症·药

寒证：方中温、热性药。

湿证：麻黄。

虚证:熟地黄、鹿角胶、炙甘草。

（3）气味:本方以甘辛味为主,性温热。

（4）功效:温阳散寒,补血通滞。

4. 吴茱萸汤

【歌注】

吴茱人姜枣,

呕冷此方疗。

吴茱萸 9g	人参 9g	生姜 18g
辛苦热	甘微苦温	辛温

大枣 4 枚
甘辛

上四味,水煎温服。

【主治症状】

呕吐,食后欲呕,干呕吐涎沫,胃脘痛,头痛,手不温或厥冷,畏寒喜暖,神疲乏力。

【分解辨证】

（1）证·症

寒证:手足不温,畏寒喜暖。

虚证:神疲乏力。

症:呕吐,胃或头痛。

（2）证·症·药

寒证:方中温、热性药。

虚证:人参、大枣。

呕吐:吴茱萸,生姜;胃或头痛:吴茱萸。

（3）气味:本方以辛甘味为主,性温热。

（4）功效:暖肝和胃,降逆止呕。

第二节 热证方

一、初热证方

1. 银翘散

【歌注】

银翘桔梗薄荷竹，

甘草芥穗豉牛入。

连翘 30g	金银花 30g	桔梗 18g
苦辛微寒	甘寒	苦辛平
薄荷 18g	竹叶 12g	生甘草 15g
辛凉	甘淡寒	甘平
芥穗 12g	淡豆豉 15g	牛蒡子 18g
辛微温	辛甘微苦寒	辛苦寒

上药共杵为散，每服 18g，鲜苇根煎汤，香气大出，即取服，勿过煎。病重者约二时一服，日三服，夜一服；轻者三时一服，日二服，夜一服；病不解者，作再服。

【主治症状】

发热，微恶风寒；无汗或有汗不畅，头痛口渴咳嗽咽痛，舌边尖红，舌苔薄白或薄黄，脉浮数。

【分解辨证】

（1）证·症

初热证：发热，舌边尖红，苔薄黄，脉浮数。

燥证：口渴。

局部湿热:咽痛。此当由咽部之红肿引起。此肿为炎症充血,属湿热。

症:头痛、咽痛、咳嗽。

(2)证·症·药

初热证:金银花、连翘、薄荷、牛蒡子、叶竹。

燥证:芦根、淡豆豉、生甘草。

局部湿热:连翘、牛蒡子、芦根、竹叶。

头痛、咽痛:桔梗、薄荷、生甘草、芦根、牛蒡子;咳嗽:生甘草。

(3)气味:本方以辛味为主,辛甘苦并用,性凉。

(4)功效:辛凉解表,清热解毒。

2.桑菊饮

【歌注】

桑菊连翘甘草杏,

薄荷芦根苦桔梗。

桑叶 7.5g	菊花 3g	连翘 5g
甘苦寒	辛甘苦微寒	苦辛微寒
薄荷 2.5g	甘草 2.5g	杏仁 6g
辛凉	甘平	苦微温
桔梗 6g	芦根 6g	
苦平	甘寒	

水 2 杯,煎取(1 杯),每日 2 服。

【主治症状】

风温初起,但咳,身热不甚,口微渴。

【分解辨证】

(1)证·症

初热证:身热不甚,口微渴。

症:咳嗽,口微渴。

（2）证·症·药

初热证：桑叶、菊花、连翘、薄荷。

咳嗽：桔梗、甘草、桂枝；口微渴：芦根、甘草。

（3）气味：本方辛苦甘并用；性凉。

（4）功效：疏风清热，宣肺止咳。

二、阳热证方

1. 清瘟败毒饮

【歌注】

清瘟败毒地连芩，

丹栀石知竹叶寻，

玄翘犀角甘芍桔，

清热解毒亦生津。

生石膏 40～240g		生地黄 10～30g
辛甘大寒		甘微苦寒
乌犀角（水牛角代）30～60g		黄连 5～18g
苦咸寒		苦寒
黄芩	栀子	连翘
苦寒	苦寒	苦辛微寒
知母	甘草	桔梗
苦甘寒	甘平	苦辛平
玄参	牡丹皮	竹叶
甘苦咸寒	苦辛微寒	甘淡寒
赤芍		
苦微寒		

先煎石膏数十沸,后下诸药,水煎服。黄芩、栀子、连翘、知母、甘草、桔梗、玄参、牡丹皮、竹叶、赤芍《疫疹一得》无剂量记载,临床常用6g。

【主治症状】

治一切火热,狂躁烦心,口干咽痛。大热干呕,错语不眠。吐血、衄血、热盛发斑等。

【分解辨证】

(1)证·症

阳热证:一切火热、热盛,大热。

动证:狂躁烦心,错语不眠。

燥证:口干,干呕。

出血证:吐血、衄血、发斑。

症:咽痛。

(2)证·症·药

阳热证:石膏、知母、生地黄、水牛角、黄连、黄芩、连翘、玄参、牡丹皮、赤芍、竹叶。

动证:水牛角、黄连、玄参等。

燥证:生地黄、甘草、玄参。

出血证:生地、水牛角、黄连、黄芩、栀子、连翘。

咽痛:桔梗、甘草、赤芍。

(3)气味:本方以苦味为主,苦甘咸辛并用,性寒。

(4)功效:清热解毒,凉血泻火。

2.安宫牛黄丸

【歌注】

安宫牛黄朱连金,

芩雄水冰麝山珍。

牛黄 30g	朱砂 30g	黄连 30g
苦甘凉	甘寒	苦寒

郁金 30g	黄芩 30g	雄黄 30g
辛苦寒	苦寒	辛温
水牛角 30g	冰片 7.5g	麝香 7.5g
咸寒	辛苦微寒	辛温
珍珠 15g	山栀子 30g	
甘咸寒	苦寒	

上为极细末，炼蜜为丸，每丸 3g，金箔为衣，蜡护。脉虚者人参汤送下；脉实者金银花、薄荷汤下。每服 1 丸，重者每日三服。小儿服半丸。

【主治症状】

邪热内陷心包证，高热烦躁，神昏谵语，口干舌燥，痰涎壅盛，舌红或绛，脉数。亦治小儿惊厥，中风昏迷。

【分解辨证】

（1）证·症

阳热证：高热、舌红、脉数。

动证：烦躁，谵语，惊厥。

燥证：口舌干燥。

症：昏迷。

（2）证·症·药

阳热证：牛黄、黄连、黄芩、山栀子、水牛角。

动证：郁金、珍珠、朱砂。

燥证：珍珠。

昏迷：冰片、麝香。

（3）气味：本方以苦味为主，苦咸甘辛并用，性寒。

（4）功效：清热开窍，豁痰解毒。

3. 葛根黄连黄芩汤

【歌注】

葛 根 黄 芩 甘 草 连，

身 热 下 利 不 恶 寒。

葛根 15g	黄芩 9g	炙甘草 6g
甘辛凉	苦寒	甘温

黄连 9g
苦寒

水煎温服。

【主治症状】

用于外感表证未解，热邪入里。身热下利，胸脘烦热，口干作渴。或喘汗出。舌红苔黄，脉数。

【分解辨证】

（1）证·症

热证：身热，口干渴，舌红苔黄，脉数。

症：下利。

（2）证·症·药

热证：葛根、黄连、黄芩。

下利：葛根、黄芩、黄连。

甘草调和药性。

（3）气味：本方苦甘并用，性寒。

（4）功效：解表清里。

4. 白虎汤

【歌注】

白 虎 石 膏 知 粳 草，

热 汗 烦 渴 疗 效 妙。

石膏（碎）45~120g	知母 18g	粳米 15g
辛甘大寒	苦甘寒	甘凉

炙甘草 6g		
甘温		

上四味，以水煮米熟，汤或去滓，温服。

【主治症状】

壮热面赤，烦渴引饮，汗出恶热，脉洪大有力。

【分解辨证】

（1）证·症

阳热证：壮热面赤，汗出恶热，烦渴引饮，脉洪大有力。

症：烦渴。

（2）证·症·药

阳热证：石膏、知母。

烦渴：粳米、甘草。

（3）气味：本方以甘辛味为主，性寒。

（4）功效：清热生津。

5 泻心汤

【歌注】

泻心汤大黄，

黄芩黄连尝。

大黄 10g	黄芩 5g	黄连 5g
苦寒	苦寒	苦寒

水煎，分两次，顿服。

【主治症状】

烦躁不安，面部潮红，心下痞，便秘，吐衄血，舌质红，苔黄腻或干燥，脉数有力。

【分解辨证】

（1）证·症

阳热证：面部潮红，舌质红，苔黄，脉数有力。

动证：烦躁不安。

燥证：便秘，苔干燥。

症：心下痞，吐衄血。

（2）证·症·药

阳热证：大黄、黄连、黄芩。

动证：大黄、黄连、黄芩。

燥证：以大黄泻下除热而治燥，黄连、黄芩除热亦治热所致之燥，亦燥湿。

心下痞：大黄；吐衄血：三黄。

（3）气味：本方味苦，性寒。

（4）功效：清热泻火。

6．大柴胡汤

【歌注】

大 柴 胡 汤 用 大 黄，

夏 芩 枳 芍 枣 生 姜。

柴胡 24g	黄芩 9g	白芍 9g
苦辛微寒	苦寒	苦酸微寒
半夏 9g	生姜 15g	枳实 9g
辛温	辛温	苦辛酸微寒
大黄 6g	大枣（擘）5 枚	
苦寒	甘辛	

水煎温服。

【主治症状】

发热或往来寒热,汗出而热不解;心下痞硬满、疼痛,兼及两胁,心烦,呕吐,大便秘结,或下利臭秽,舌赤苔黄腻或兼微燥,脉沉弦有力。

【分解辨证】

（1）证·症

阳热证:发热,汗出而热不解,下利臭秽,舌赤,苔黄,脉沉弦有力。

动证:心烦。

燥证:大便秘结,苔微燥。

症:呕吐,便秘。

（2）证·症·药

阳热证:柴胡、黄芩、大黄、白芍。

动证:白芍、柴胡、黄芩。

燥证:白芍、大枣。

呕吐:半夏、生姜;便秘:大黄、枳实。

（3）气味:本方以苦味为主,苦辛并用,性偏寒。

（4）功效:和解少阳,内泻热结。

7. 大承气汤

【歌注】

大 承 大 黄 厚 枳 硝,

壮 热 便 难 烦 躁 疗。

大黄 12g	炙厚朴 24g	枳实 12g
苦寒	苦辛温	苦辛酸微寒
芒硝 6g		
咸寒		

以上先煮二物,去滓,内大黄,更煮,去滓,内芒硝,更上微火二沸,分温再服。便通,余勿服。

【主治症状】

（1）阳明腑实证：潮热汗出，不恶寒，大便硬而艰，疼痛拒按。烦躁或谵语，重则不识人，循衣摸床，惕惕不安，或热结旁流，自利清水，或腹满胀，痛难忍，舌苔干或焦躁起芒刺，脉沉有力。

（2）阳明实热痉病：壮热汗多，心烦或谵语，口渴饮冷，项背反张，卧不着席，四肢挛急，胸腹胀满，疼痛拒接，大便秘结，小便短赤，重则不省人事。舌苔黄厚而燥，脉沉有力。

【分解辨证】

（1）证·症

阳热证：壮热汗多，口渴欲饮，小便短赤，不恶寒，舌苔黄，脉有力。

动证：心烦或谵语，循衣摸床，惕惕不安。

燥证：大便难，舌干苔燥。

症：腹胀满。

（2）证·症·药

阳热证：大黄、芒硝。

动证：大黄、芒硝泻下除热而动证自解。

燥证：大黄、芒硝泻下除热而治燥。

腹胀满：厚朴行气散满，枳实消痞破结。

（3）气味：本方苦咸并用，性寒。

（4）功效：峻下热结。

8. 白头翁汤

【歌注】

白翁主治痢，

黄连柏秦皮。

白头翁 15g	黄连 6g	黄柏 12g
苦寒	苦寒	苦寒

231

秦皮 12g
苦涩寒

上四味，水煎温服。

【主治症状】

腹痛，里急后重，肛门灼热，痢下赤或白，渴欲饮水，舌红苔黄，脉数有力。

【分解辨证】

（1）证·症

热阳证：肛门灼热，渴欲饮水，舌红苔黄，脉数有力。

症：腹痛，里急后重，下痢赤白。

（2）证·症·药

阳热证：黄连、黄柏。

腹痛、里急后重：黄连、黄柏；痢下赤白：黄连、黄柏、白头翁、秦皮。

（3）气味：本方味苦，性寒，慎用细菌性痢疾虚、寒证的治疗；如用，亦应与热、温性药同用。

（4）功效：清热解毒，凉血止痢。

三、阴虚内热证方

1. 清营汤

【歌注】

清营玄竹麦牛角，

黄连丹金地连翘。

玄参 9g	竹叶心 3g	麦冬 9g
甘苦咸寒	甘淡寒	苦微寒
水牛角 30g	黄连 5g	丹参 6g
苦咸寒	苦寒	苦微寒

金银花 9g	生地黄 15g	连翘 6g
甘寒	甘微苦寒	苦微寒

水煎服。

【主治症状】

身热夜甚,神烦少寐,时有谵语,舌干舌绛,或斑疹隐隐,脉数或虚数。

【分解辨证】

（1）证·症

热证:身热夜甚,脉数。

动证:神烦少寐,时有谵语。

燥证:舌干。

血瘀证:舌绛,斑疹隐隐。

（2）证·症·药

热证:黄连、金银花、连翘、玄参、生地黄、竹叶、水牛角、丹参。

动证:黄连、丹参、水牛角、玄参。

燥证:生地黄、玄参、麦冬。

血瘀证:丹参。

（3）气味:本方以甘味为主,甘苦并用,性寒。

（4）功效:清营透热,养阴活血。

2. 青蒿鳖甲汤

【歌注】

青 蒿 鳖 甲 汤,

知 母 丹 生 黄。

青蒿 6g	鳖甲 15g	生地黄 12g
苦辛寒	咸平	甘微苦寒
知母 6g	牡丹皮 9g	
苦甘寒	苦辛微寒	

水煎服。

【主治症状】

温病后期，邪伏阴分证。夜热早凉，热退无汗，舌红苔少，口渴，烦躁，脉细数。

【分解辨证】

（1）证·症

阴虚内热证：夜热早凉，舌红，脉数。

燥证：口渴，热退无汗。

动证：烦躁。

虚证：苔少，脉细。

（2）证·症·药

阴虚内热证：生地黄、青蒿、知母、牡丹皮。

燥证：生地黄、鳖甲。

动证：牡丹皮。

阴虚证：生地黄、鳖甲。

（3）气味：本方甘苦咸并用，性凉。

（4）功效：养阴透热。

3. 三甲复脉

【歌注】

三 甲 复 脉 牡 龟 甲，

甘 草 白 地 麦 阿 麻。

生牡蛎 15g	生龟甲 30g	生鳖甲 24g
咸涩微寒	咸甘微寒	咸凉
炙甘草 18g	白芍 18g	熟地黄 18g
甘温	苦酸微寒	甘微温
麦冬 15g	阿胶（烊化）9g	麻仁 10g
甘微苦微寒	甘平	甘平

水煎服。

【主治症状】

温病后期低热,口干饮凉,舌红绛无苔,颧红,手足心热,烦躁,心慌,津少便燥,或低热,脉细数。

【分解辨证】

(1)证·症

阴虚内热证:温病后期低热,饮凉,舌红绛,颧红,手足心热,脉数。

虚证:心慌,津少。

动证:烦躁。

燥证:口干,津少便燥。

(2)证·症·药

阴虚内热证:生牡蛎、生鳖甲、生龟甲。

虚证:阿胶、麻仁、麦冬、熟地黄。

动证:白芍、甘草、生牡蛎。

燥证:麦冬、阿胶、麻仁、熟地黄等。

(3)气味:以甘味为主,甘咸并用,性凉。

(4)功效:滋阴息风。

4.玉女煎

【歌注】

玉 女 煎 牛 膝,

石 麦 知 熟 地。

牛膝 5g	生石膏 5～30g	熟地黄 9～30g
苦酸平	辛甘大寒	甘微温
知母 5g	麦冬 6g	
苦甘寒	甘微苦微寒	

上药用水一盏半,煎七分,温或冷服。

【主治症状】

胃热阴虚证,头痛、牙痛、牙衄、烦热干渴、舌红苔黄而干。

【分解辨证】

（1）证·症

阴虚内热证:烦热干渴、舌红、苔黄而干。

症:头、牙痛,牙衄。

（2）证·症·药

阴虚内热证:知母、石膏、麦冬。

头、牙痛,牙衄:牛膝、石膏、麦冬、熟地黄。

（3）气味:本方以甘酸苦味为主,性寒。

（4）功效:清胃热、滋肾阴。

5. 大补阴丸

【歌注】

大补熟地黄龟知,

潮热盗汗易怒治。

熟地黄 18g	炙龟甲 18g	炒黄柏 12g
甘微温	甘咸平	苦寒

炒知母 12g
苦甘寒

上为细末,猪脊髓蒸熟,炼蜜为丸,每服9g,空腹盐白汤送下。

【主治症状】

潮热、盗汗、遗精、心烦易怒、舌红少苔、咳血、脉虚数。

【分解辨证】

（1）证·症

阴虚内热证:潮热、舌红、脉数。

虚证:盗汗遗精、少苔、脉虚。

动证：心烦易怒。

症：咳血。

（2）证·症·药

阴虚内热证：炒知母、炒黄柏。

虚证：炙龟甲、熟地黄。

动证：炙龟甲。

咳血：炒黄柏、熟地黄、炙龟甲。

（3）气味：本方甘苦咸并用，性偏凉。

（4）功效：滋阴降火。

6．清骨散

【歌注】

清 骨 胡 秦 鳖 银 胡，
青 蒿 知 母 甘 地 骨。

胡黄连 3g	秦艽 3g	醋炙鳖甲 3g
苦寒	苦辛微寒	咸平
银柴胡 5g	青蒿 3g	知母 3g
甘微寒	苦辛寒	苦甘寒
甘草 2g	地骨皮 3g	
甘平	甘微苦寒	

水煎服。

【主治症状】

午后或夜间潮热、骨蒸心烦、盗汗、舌红少苔、脉细数。

【分解辨证】

（1）证·症

阴虚内热证：午后或夜间潮热、舌红。

虚证：盗汗、苔少。

动证：心烦。

（2）证·症·药

阴虚内热证：胡黄连、秦艽、银柴胡、青蒿、知母、地骨皮。

虚证：鳖甲、甘草。

动证：甘草、秦艽。

（3）气味：本方甘苦咸并用，性寒。

（4）功效：清虚热、退骨蒸。

7. 连梅汤

【歌注】

连梅麦冬地阿胶，

抗菌补液此方效。

黄连 6g	乌梅 9g	麦冬 9g
苦寒	酸涩平	甘微苦微寒

生地黄 9g	阿胶 6g
甘微苦寒	甘平

水煎服。

【主治症状】

心热烦躁、消渴不已、舌红绛、苔黄燥、脉细数。

【分解辨证】

（1）证·症

阴虚内热证：舌红绛、心热、苔黄、脉数。

燥证：苔燥，消渴不已。

动证：烦躁。

虚证：脉细。

（2）证·症·药

阴虚内热证：生地黄、黄连。

燥证：生地黄、乌梅、阿胶、麦冬。

动证：黄连。

虚证：生地黄、乌梅、阿胶、麦冬。

（3）气味：本方以甘味为主，甘酸苦并用，性寒凉。

（4）功效：清热生津。

四、火郁证方

1. 升降散

【歌注】

升 降 散 僵 蚕，

大 黄 姜 黄 蝉。

僵蚕 6g	大黄 12g	姜黄 9g
辛咸平	苦寒	苦辛温

蝉蜕 3g
甘咸寒

上药共研细末，和匀。每服 10～15g，用黄酒、蜂蜜调匀冷服。

【主治症状】

憎寒壮热，或头痛如破，或烦渴引饮，或咽喉肿痛，或身面红肿，或斑疹杂出，或胸膈胀闷，或吐衄便血，或神昏谵语，或舌卷囊缩。

【分解辨证】

（1）证·症

火郁证：憎寒壮热，神昏谵语，咽喉肿痛等。

症：斑疹杂出。

（2）证·症·药

火郁证：僵蚕、蝉蜕、姜黄、大黄。

斑疹杂出：僵蚕、姜黄。

（3）气味：本方苦辛咸并用，苦降辛散咸软，性偏凉。

（4）功效：清热解郁降火。

2. 栀子豉汤

栀子 9g	淡豆豉 9g
苦寒	苦辛凉

以上二味，先煮栀子，后煎豉，温服。

【主治症状】

身热不去，心中烦闷，起卧不安，欲呕不得呕，舌微黄。

【分解辨证】

（1）证·症

火郁证：身热不去、舌微黄。

动证：心中烦闷、起不安、欲吐不得呕。

（2）证·症·药

火郁证、动证：栀子、淡豆豉。

（3）气味：本方苦辛并用，性寒。

（4）功效：清热除烦。

五、热证方

1. 导赤散

【歌注】

导赤生地草竹通，

引热同归小便中。

生地黄 10g	生甘草梢 10g	木通草 10g
甘微寒	甘平	苦寒

竹叶 3g
甘淡寒

水煎温服。

【主治症状】

口渴面赤,心胸烦热,渴欲饮冷,口舌生疮,小便短赤而涩,尿时疼痛。舌红脉数。

【分解辨证】

（1）证·症

热证:面赤,热,小便短赤,尿痛,舌红脉数。

症:口渴,烦,口舌生疮,尿不利。

（2）证·症·药

热证:竹叶、木通草、生甘草梢。

口渴:生地黄、竹叶;烦:竹叶;口舌生疮:竹叶。尿不利:木通草。

（3）气味:以甘味为主,甘苦同用,性寒。

（4）功效:清热养阴、利水通淋。

2．龙胆泻肝汤

【歌注】

龙胆泻肝芩栀车,

木通归生柴甘泽。

龙胆草 6g	黄芩 9g	栀子 9g
苦寒	苦寒	苦寒
车前子 6g	木通 6g	当归 3g
甘淡微寒	苦寒	甘辛温
生地黄 6g	柴胡 6g	甘草 6g
甘微苦寒	苦辛微寒	甘平
泽泻 9g		
甘寒		

水煎服。

【主治症状】

肝胆实火上炎证：头痛目赤、胁痛、口苦、耳聋、耳肿等，舌红苔黄、脉弦数有力。

肝经湿热下注证：阴肿、阴痒、小便淋浊或妇女带下黄臭等，舌红苔黄腻、脉弦数有力。

【分解辨证】

（1）证·症

实火证：目赤、舌红、苔黄、带黄臭、脉弦数有力。

湿证：阴肿、小便淋浊、带下、苔腻。

症：头、胁痛，口苦。

（2）证·症·药

实火证：龙胆草、黄芩、栀子、柴胡、生地黄。

湿证：方中燥湿药及车前子、木通、泽泻。

头、胁痛：甘草、柴胡、当归；口苦：方中利胆药。

（3）气味：本方以苦味为主，性寒。

（4）功效：清肝胆火、泻下焦湿热。

3. 麻杏石甘汤

【歌注】

麻杏石甘汤，

热喘此方尝。

麻黄6g	杏仁9g	炙甘草6g
辛温	苦微温	甘温

石膏（碎）45g
辛甘大寒

先煮麻黄，去上沫，内诸药再煎，去滓，温服。

【主治症状】

发热,汗出,口渴,喘咳或恶风,头痛,鼻塞,脉浮数或滑数。

【分解辨证】

(1)证·症

热证:发热、汗出、口渴、脉浮数或滑数。

症:咳喘。

(2)证·症·药

热证:石膏。

咳喘:甘草、杏仁、麻黄。

(3)气味:本方辛甘苦并用,性偏寒。

(4)功效:解表清热,宣肺平喘。

第三节 燥证方

1. 增液汤

【歌注】

增液汤条辨,

沙参麦地观。

沙参 30g	麦冬 25g	生地黄 25g
甘苦咸微寒	甘微苦微寒	甘微苦寒

水煎服。

【主治症状】

发热口渴,大便秘结,舌干红,脉细无力。

【分解辨证】

(1)证

燥证:舌干,大便秘结。

热证：发热，口渴，舌红。

虚证：脉细无力。

（2）证·药

燥证：沙参、生地黄、麦冬。

热证：沙参、生地黄。

虚证：麦冬、生地黄。

（3）气味：本方以甘味为主，性微寒。

（4）功效：滋阴清热，润燥通便。

2. 沙参麦冬汤

【歌注】

沙 参 麦 冬 汤，

花 玉 甘 扁 桑。

沙参9g	玉竹6g	花粉4.5g
甘微寒	甘微寒	甘苦寒
甘草3g	生扁豆4.5g	桑叶4.5g
甘平	甘平	甘苦寒
麦冬9g		
甘微苦微寒		

水五杯，煮取二杯，日三服。久热久咳者，加地骨皮9g。

【主治症状】

燥伤肺胃阴分，咽干口燥，或身热，或干咳，舌红少苔，脉细数者。

【分解辨证】

（1）证·症

燥证：咽干口燥，干咳，舌少苔。

症：干咳。

（2）证·症·药

燥证：沙参、玉竹、甘草、麦冬、花粉、扁豆。

干咳：桑叶、甘草。

（3）气味：本方以甘味为主，性微寒。

（4）功效：清养肺胃，生津润燥。

3．桑杏汤

【歌注】

桑杏汤豆豉，

象贝梨沙栀。

桑叶 3g	杏仁 5g	香豆豉 3g
甘苦寒	苦微温	辛甘微苦寒
象贝 3g	梨皮 3g	沙参 6g
苦寒	甘凉	甘微寒
栀子 3g		
苦寒		

水煎，温服。

【主治症状】

外感温燥，邪伤肺卫，身不甚热，干咳无痰，咽干口渴，脉浮数而右脉大者。

【分解辨证】

（1）证·症

燥证：干咳无痰，咽干口渴。

症：身热，干咳。

（2）证·症·药

燥证：梨皮、沙参、桑叶。

　身热：香豆豉、桑叶、栀子；干咳：象贝、杏仁。

（3）气味：本方以甘苦味为主，性寒凉。

（4）功效：轻宣温燥，凉润止咳。

笔者注：此方的功效是清宣温燥。从用药分析，本方以治咳嗽症为主，而医燥为次。翻阅许多中药类专著，其载桑叶苦甘寒（也有认为是甘苦寒），如果是苦在首，则桑叶的甘润之功就不明显了。

4. 清燥救肺汤

【歌注】

清燥救肺桑石草，

胡人麦杏枇阿胶。

桑叶 9g	石膏 8g	甘草 3g
苦甘寒	辛甘大寒	甘平
胡麻仁 3g	人参 2g	杏仁 2g
甘平	甘微苦温	苦微温
麦冬 4g	枇杷叶 3g	阿胶 3g
甘微苦微寒	甘平	甘平

水煎，温服。

【主治症状】

温燥伤肺，身热头痛，干咳无痰，气逆而喘，咽喉干燥，鼻燥，胸满胁痛，心烦口渴，舌干无苔，脉虚火而数。

【分解辨证】

（1）证·症

燥证：干咳无痰，咽喉干燥，鼻燥，口渴，舌干无苔。

症：身热，头痛，干咳，脉虚。

（2）证·症·药

燥证：甘草、桑叶、麦冬、胡麻仁、阿胶。

身热：桑叶、石膏；头痛：甘草；干咳：桑叶、甘草、杏仁、枇杷叶；脉虚：

人参等。

（3）气味：本方以甘味为主，甘苦辛并用，性偏凉。

（4）功效：清宣肺气，润燥止咳。

第四节　湿证方

一、水湿证

1．四苓散

【歌注】

四 苓 散 治 湿，

二 苓 泽 术 治。

猪苓 9g	茯苓 9g	泽泻 9g
甘淡平	甘淡平	甘寒

白术 9g		
甘苦温		

水煎服。

【主治症状】

小便赤少，大便溏泄，舌淡胖有齿痕，苔白苔湿，脉濡或滑。或水肿。

【分解辨证】

（1）证·症

湿证：水肿，舌淡胖有齿痕，苔白苔湿，脉濡或滑。

症：水肿。

（2）证·症·药

湿证：猪苓、茯苓、泽泻、白术。

水肿：猪苓、茯苓、泽泻。

（3）气味：本方味甘性平。

（4）功效：渗湿利水。

2．十枣汤

【歌注】

十 枣 汤 芫 花，

甘 遂 大 戟 加。

大枣 10 枚	芫花	甘遂
甘平	苦辛温	甘寒
大戟		
苦寒		

上三味（除大枣）各等份，共为散，强人每服 3g，弱人服 1.5g，以大枣煎汤，送服药末，于平旦服。若下少，病除不着，明日更服，加 1g，下利后，糜粥自养。

【主治症状】

咳而胸胁引痛，患部胸位叩诊呈浊音。或全身悉肿，下半身为甚。

【分解辨证】

（1）证·症

湿证：胸部叩诊呈浊音。全身肿，下半身为甚。

症：胸满胀痛。

（2）证·症·药

湿证：大戟、芫花、甘遂。

胸满胀痛：大戟、芫花、甘遂（通则不痛）。

（3）气味：本方苦甘并用，性寒，苦降，甘补，甘缓。

（4）功效：攻逐水饮。

胡希恕老师用此方之经验：大枣 500g，煮烂去皮核，放入芫花、甘遂、大戟各 9g，煮沸后，每服一小匙，每日 4～5 次，得利下，停服。病不除，明日续服。此法稳妥，于人无伤。

3. 胃苓汤

【歌注】

胃苓猪苓泽泻茯，

甘草桂厚陈苍术。

猪苓 9g	泽泻 15g	白术 9g
甘淡平	甘寒	甘苦温
茯苓 9g	甘草 6g	桂枝 6g
甘淡平	甘温	辛甘温
厚朴 9g	陈皮 9g	苍术 15g
苦辛温	辛苦温	辛苦温

加生姜、大枣，水煎服。

【主治症状】

泄泻不止，水谷不分，苔白，腹痛。

【分解辨证】

（1）证·症

湿证：泄泻不止，水谷不分。

症：苔白，腹痛。

（2）证·症·药

湿证：猪苓、泽泻、白术、茯苓、桂枝、苍术、厚朴、陈皮。

苔白：提示无热，故本方以温性药为主；腹痛：甘草、陈皮。

（3）气味：本方以甘味为主，甘辛苦并用，性温。

（4）功效：祛湿和胃，行气利水。

4. 葶苈大枣泻肺汤

【歌注】

葶苈枣泻水，

专治胸水肺。

葶苈 9g	大枣 5 枚
苦辛大寒	甘平

水五杯，煮成二杯，分两次服。得效减其量，不效再作服；衰其大半而止。

【主治症状】

胸水，一身悉肿，咳喘。

【分解辨证】

（1）证·症

湿证：胸水，一身悉肿。

症：咳喘。

（2）证·症·药

湿证：葶苈。

咳喘：葶苈。

（3）气味：本方以苦甘为主，性寒。

（4）功效：泻肺利水，行气消痰。

5. 枳术丸

【歌注】

枳术甘苦温，

利水消胀迅。

白术 15g	枳实 20g
甘苦温	苦辛酸微寒

为丸药，或水煎温服。

【主治症状】

自觉心下痞胀不适，按之心下大如盘，坚硬。大便溏软。

【分解辨证】

（1）证·症

湿证：大便溏软。

症：心下痞胀，大如盘，坚硬。

（2）证·症·药

湿证：白术、枳实。

心下痞胀：枳实。

（3）气味：本方甘苦并用，性味平和。

（4）功效：健脾化湿消痞。

6．平胃散

【歌注】

平 胃 苍 厚 陈 甘 草，

苦 温 除 湿 功 效 高。

苍术 120g	厚朴 90g	陈皮 60g
辛苦温	苦辛温	辛苦温

炙甘草 60g
甘平

上药共为细末，每服2钱，加生姜2片，大枣2枚，水煎，去姜、枣，食前热服。

【主治症状】

脘腹胀满、不思饮食、口腻无味、呕哕恶心、嗳气吞酸、怠惰嗜卧、体重节痛、常多自利、苔白厚腻、脉缓。

【分解辨证】

（1）证·症

湿证：体重节痛、常多自利、苔白厚腻、脘腹胀满、口腻、呕哕、脉缓、怠惰嗜卧。

症：脘腹胀满、不思饮食。

（2）证·症·药

湿证：苍术、厚朴、陈皮。

脘腹胀满：厚朴、苍术；不思饮食：陈皮、厚朴、炙甘草。

（3）气味：辛甘苦并用，性温。

（4）功效：燥湿运脾，行气和胃。

二、湿寒证方

1. 二陈汤

【歌注】

二 陈 半 陈 茯 甘 草，

寒 湿 为 患 此 方 疗。

半夏 15g	陈皮 15g	茯苓 9g
辛温	辛苦温	甘淡平

炙甘草 9g
甘温

上药为粗末，每服9钱，生姜7片，乌梅1个，水煎温服。

【主治症状】

痰多色白易咳，胸膈痞闷，恶心呕吐，舌苔白润，脉滑。

【分解辨证】

（1）证·症

湿证：痰多，易咳，胸膈痞闷，恶心呕吐，舌苔白润，脉滑。

寒证：痰白，苔白。

症：呕吐、痰多。

（2）证·症·药

湿证：茯苓、陈皮、半夏、炙甘草、乌梅、生姜。

寒证：以方中之温性药治疗。

呕吐:生姜、半夏;痰多:陈皮、半夏。

(3)气味:辛甘并用,性温。

(4)功效:燥湿化痰,理气和中。

2. 甘草干姜茯苓白术汤

【歌注】

甘 草 干 姜 茯 苓 术,

水 肿 畏 寒 功 效 殊。

炙甘草 6g	白术 6g	干姜 12g
甘温	甘苦温	辛热

茯苓 12g
甘淡平

水煎,温服。

【主治症状】

水肿,畏寒,腰冷沉重,小便自利。

【分解辨证】

(1)证·症

湿证:水肿,腰沉重,小便自利。

内寒轻证:畏寒,腰冷。

(2)证·症·药

湿证:白术、茯苓、炙甘草。

内寒轻证:方中温热性药以治。

(3)气味:本方辛甘并用,性温。

(4)功效:祛寒除湿。

3. 甘草泻心汤

【歌注】

甘 夏 干 芩 连 参 枣,

下 利 呕 痞 口 阴 溃。

炙甘草 12g	干姜 10g	半夏 15g
甘温	辛热	辛温
黄连 3g	黄芩 10g	人参 10g
苦寒	苦寒	甘微苦温
大枣 4 枚		
甘平		

水煎,温服。

【主治症状】

下利不止,水谷不化,心下痞满,口舌糜烂,前、后阴溃疡,干呕或呕吐,舌苔黄腻,脉滑数。

【分解辨证】

(1)证·症

湿证:下利不止,心下痞满,舌苔腻,脉滑。

局部热证:苔黄,脉数,口糜,前、后阴溃疡。

症:呕吐、糜烂、溃疡、水谷不化。

(2)证·症·药

湿证:黄连、黄芩、半夏、炙甘草。

局部热证:黄连、黄芩。

呕吐:半夏、干姜;糜烂、溃疡:黄芩、黄连、炙甘草;水谷不化:人参、大枣。

(3)气味:本方以甘味为主,与苦辛并用,性温。

(4)功效:益气和胃,消痞止呕。

4．半夏白术天麻汤

【歌注】

半 夏 白 术 天 麻 汤,

茯 苓 甘 草 陈 枣 姜。

半夏 5g	白术 10g	天麻 5g
辛温	甘苦温	甘平
茯苓 5g	甘草 5g	陈皮 5g
甘淡平	甘平	辛苦温
生姜 3 片	大枣 2 枚	
辛温	甘温	

水煎服。

【主治症状】

胸膈痞闷，恶心呕吐，眩晕，头痛，舌苔白腻，脉弦滑。

【分解辨证】

（1）证·症

湿证：胸膈痞闷，恶心呕吐，舌苔白腻，脉弦滑。

症：眩晕、头痛、呕吐。

（2）证·症·药

湿证：白术、茯苓、陈皮、半夏、甘草。

眩晕、头痛：天麻、甘草；呕吐：陈皮、半夏、生姜。

（3）气味：本方以甘辛味为主，性温。

（4）功效：燥湿化痰，平肝息风。

5. 防己茯苓汤

【歌注】

防己茯苓汤，

黄芪桂甘尝。

防己 9g	茯苓 18g	黄芪 9g
苦辛寒	甘淡平	甘微温

桂枝 9g	甘草 6g
辛甘温	甘平

上五味，水煎，温服。

【主治症状】

四肢水肿，身痛不适。

【分解辨证】

（1）证·症

湿证：四肢水肿。

症：身痛不适。

（2）证·症·药

湿证：防己、茯苓、桂枝、黄芪、甘草。

身痛不适：桂枝、甘草、防己。

（3）气味：本方以甘味为主，甘苦辛并用，性偏温。

（4）功效：益气、通阳、利水。

6. 五皮饮

【歌注】

五 皮 姜 大 腹，

陈 橘 桑 白 茯。

生姜皮 9g	大腹皮 9g	陈橘皮 9g
辛温	辛温	辛苦温

桑白皮 9g	茯苓皮 9g
甘寒	甘淡平

水煎服。

【主治症状】

皮水。一身悉肿，肢体沉重，心腹胀满，上气喘急，小便不利等，苔白腻、脉缓。

【分解辨证】

（1）证·症

湿证：一身悉肿，肢体沉重，心腹胀满，上气喘急，小便不利，苔腻、脉缓。

轻寒证：苔白、脉缓。虽未言寒，但已寓意于其中。

（2）证·症·药

湿证：五皮。

轻寒证：生姜、大腹、陈橘其皮，以辛温祛寒。

（3）气味：本方以辛甘味为主，性偏温。

（4）功效：利水消肿，理气健脾。

7. 真武汤

【歌注】

真武附苓术芍姜，
强心利尿心衰康。

制附子 10g	茯苓 10g	白芍 10g
辛甘热	甘淡平	苦酸微寒
生姜 10g	白术 6g	
辛温	甘苦温	

水煎，温服。

【主治症状】

心下悸动不宁，头晕目眩，身体肌肉跳动，站立不稳，浮肿，其肿以腰以下为甚，重者按之没指，小便不利，畏寒肢冷，或见腹痛腹泻，呕吐；或见咳喘气逆。舌质淡胖，边有齿痕，舌苔白润，脉沉细。

【分解辨证】

（1）证·症

湿证：头晕目眩、浮肿、小便不利、腹泻、呕吐、舌胖有齿痕、舌苔白润。

257

内寒轻证：肢冷畏寒、苔白。

症：心悸。

（2）证·症·药

湿证：茯苓、白术。

内寒轻证：白术、附子、生姜。

心悸：白芍、附子。

（3）气味：本方甘辛并用，性温。

（4）功效：温阳利水。

8.苓姜术桂汤

【歌注】

苓姜术桂汤，

湿寒此方良。

茯苓 15g	生姜 9g	白术 9g
甘淡平	辛温	甘苦温

桂枝 9g		
辛甘温		

水五杯，煮取八分二杯，分温再次服。

【主治症状】

恶寒，形冷畏寒，不饥，发热或无热，舌淡胖，有齿痕，或脘中痞满，或便溏。

【分解辨证】

（1）证、症

湿证：舌胖有齿痕，脘痞满，便溏。

内寒轻证：恶寒，形冷畏寒。

症：发热，不饥。

（2）证·症·药

湿证：茯苓、桂枝、白术。

内寒轻证：生姜、白术等温性药。

发热：桂枝、生姜；不饥：白术。

（3）气味：本方以甘辛味为主，性温。

（4）功效：健脾利水。

9. 实脾散

【歌注】

实脾厚朴大草木，

附瓜茯炮甘白术。

厚朴 6g	大腹子 6g	草果 6g
苦辛温	辛微温	辛温
木香 6g	制附子 6g	木瓜 6g
辛苦温	辛甘热	酸温
茯苓 6g	炮姜 6g	炙甘草 3g
甘淡平	苦涩温	甘温
白术 6g		
甘苦温		

上为粗末，每服12g，生姜5片，大枣1枚，水煎温服。

【主治症状】

下身肿甚，手足不温，口中不渴，胸腹胀满，大便溏薄，舌苔白腻，脉沉弦而迟者。

【分解辨证】

（1）证·症

湿证：下身肿甚，口中不渴，胸腹胀满，大便溏薄，舌苔白腻。

寒证：苔白，手足不温，脉迟。

（2）证·症·药

湿证：茯苓、白术、厚朴、大腹子、草果、木香、木瓜。

寒证：方中之温热性药。

（3）气味：本方辛甘苦并用，性温。

（4）功效：温脾燥湿，健运利水。

10.小青龙汤

【歌注】

小 龙 麻 桂 姜 细 五，

半 芍 草 寒 喘 汗 无。

麻黄 9g	半夏 15g	细辛 3g
辛温	辛温	辛温
干姜 9g	炙甘草 9g	白芍 9g
辛热	甘温	苦酸微寒
桂枝 9g	五味子 15g	
辛甘温	酸甘温	

以上先煮麻黄，去上沫，内诸药再煎，汤或温服。

【主治症状】

恶寒发热，咳喘，痰液清稀量多，无汗，苔白滑，身重痛。

【分解辨证】

（1）证·症

湿证：身重，痰多质稀，苔白滑。

表寒证：恶寒发热、无汗。

症：咳喘、身痛。

（2）证·症·药

湿证：桂枝、细辛、麻黄、半夏。

表寒证：麻黄、桂枝、细辛。

咳喘：麻黄、五味子、细辛、甘草；身痛：白芍、甘草、桂枝、干姜、细辛。

（3）气味：本方以辛味为主，辛酸并用，性温。辛散酸收。

（4）功效：解表化饮，止咳平喘。

11.加味肾气丸

【歌注】

加味肾气丸六味，

附子牛膝车官桂。

附子 9g	官桂 3g	川牛膝 6g
辛甘热	辛甘热	苦酸平
车前子 6g	山茱萸 6g	山药 6g
甘微寒	甘酸温	甘平
茯苓 6g	泽泻 6g	牡丹皮 6g
甘淡平	甘寒	苦辛微寒
熟地黄 6g		
甘微温		

上为细末，炼蜜为丸，每服 9g。

【主治症状】

肚腹胀大，腰重脚肿，小便不利。

【分解辨证】

（1）证、症

肾阳虚证：肚腹胀大，小便不利。

湿证：腰重，脚肿。

（2）证·症·药

肾阳虚证：温、热性药物。

湿证：车前子、茯苓、泽泻。

（3）气味：本方以甘味为主，甘苦辛并用，性温。

（4）功效：温补肾阳，利水消肿。

三、湿热证方

1. 三仁汤

【歌注】

三 仁 杏 苡 蔻，

竹 滑 半 通 厚。

杏仁 15g	苡仁 18g	豆蔻仁 6g
苦微温	甘淡寒	辛温
竹叶 6g	通草 6g	滑石 18g
甘淡寒	甘淡寒	甘淡寒
半夏 15g	厚朴 6g	
辛温	苦辛温	

水煎，温服。

【主治症状】

头痛恶寒，身重疼痛，面色淡黄，胸闷不饥，午后身热，口不渴，舌白，脉濡。

【分解辨证】

（1）证·症

湿证：身重，面色淡黄，胸闷不饥，口不渴，脉濡。

轻热证：午后身热，恶寒。

症：胸闷。

（2）证·症·药

湿证：苡仁、竹叶、通草、滑石。

轻热证：以方中寒性药治之。

胸闷：厚朴、豆蔻、半夏。

（3）气味：本方以甘辛味为主，性味平和。

（4）功效：宣畅气机，清利湿热。

2.二妙散

【歌注】

二 妙 散 黄 术,

湿 与 热 下 注。

黄柏 15g	苍术 15g
苦微寒	辛苦温

上二味为末,沸汤,入姜汁调服。

【主治症状】

筋骨疼痛,或足膝红肿疼痛,或带下,下部湿疮,小便短赤。舌苔黄腻。

【分解辨证】

（1）证·症

湿证：足膝肿、带下、湿疮、苔腻。

热证：膝红、小便短赤、苔黄。

（2）证·症·药

湿证：苍术、黄柏。

热证：黄柏。

（3）气味：本方苦辛并用,用炒黄柏偏寒,故其方性偏温。

（4）功效：清热燥湿。

3.猪苓汤

【歌注】

猪 苓 茯 苓 阿 滑 泻,

尿 涩 兼 热 功 效 见。

茯苓 10g	猪苓 10g	滑石 10g
甘淡平	甘淡平	甘淡寒

泽泻 10g	阿胶 10g
甘寒	甘平

以水先煮前4味，入阿胶烊化，温服。

【主治症状】

小便不利、发热、口渴欲饮、尿血，舌红苔黄，脉数。

【分解辨证】

（1）证·症

湿证：小便不利。

热证：发热、口渴欲饮、舌红苔黄，脉数。

症：尿血。

（2）证·症·药

湿证：茯苓、猪苓、泽泻、滑石。

热证：以方中寒性药治之。

尿血：阿胶。

（3）气味：本方味甘，性寒。

（4）功效：利水止血。

4.茵陈五苓散

【歌注】

茵 陈 桂 枝 猪，

白 术 泽 泻 茯。

茵陈 15g	桂枝 10g	白术 10g
苦辛微寒	辛甘温	甘苦温
猪苓 10g	泽泻 10g	茯苓 10g
甘淡平	甘寒	甘淡平

水煎服。

【主治症状】

湿热黄疸,湿重于热,小便不利者。

【分解辨证】

(1)证·症

湿证:小便不利,湿重于热。

症:黄疸。

(2)证·症·药

湿证:茵陈、桂枝、白术、猪苓、茯苓、泽泻。

黄疸:茵陈。

(3)气味:本方以甘味为主,甘苦辛并用,性味相对平和。

(4)功效:利湿退黄。

5. 连朴饮

【歌注】

连朴菖半豉山芦,

霍乱湿热下泻吐。

黄连 3g	山栀 9g	厚朴 6g
苦寒	苦寒	苦半温
石菖蒲 3g	半夏 3g	豆豉 9g
辛温	辛温	辛甘微苦寒
芦根 60g		
甘寒		

水煎服。

【主治症状】

上吐下泻、胸脘痞闷、心烦躁扰、小便短赤、舌苔黄腻,脉滑数。

【分解辨证】

（1）证·症

湿证：吐泻、胸脘痞闷、苔腻、脉滑。

热证：小便短赤、苔黄、脉数。

动证：心烦躁扰。

症：吐、泻

（2）证·症·药

湿证：黄连、山栀、厚朴、半夏。

热证：黄连、山栀、芦根。

动证：石菖蒲、山栀、黄连。

吐：半夏；止泻：黄连、山栀。

（3）气味：本方以苦味为主，苦甘辛并用，性寒。

（4）功效：清热化湿、理气和中。

6. 清暑益气汤

【歌注】

清曲麦术升皮汤，

甘人泽五葛黄当。

麦冬 2g	白术 3g	苍术 6g
甘微苦微寒	甘苦温	辛苦温
陈皮 3g	青皮 1.5g	升麻 6g
辛苦温	辛苦温	辛甘微寒
炒神曲 3g	炙甘草 2g	人参 3g
辛温	甘温	甘微苦温
泽泻 6g	五味子 3g	葛根 3g
甘寒	酸甘温	辛甘凉

黄柏 3g	黄芪 3g	当归 2g
苦寒	甘微温	甘辛温

水五杯,煮取二杯,渣再煎一杯,分温三服。虚者当用,实者禁用;汗不出但热者禁用。

【主治症状】

身热而烦,四肢困倦,精神不振,懒于动作,肢节沉重,小便黄而少,大便溏而频,不思饮食,自汗体重,嗜卧懒言。舌黄苔腻,脉虚。

【分解辨证】

(1)证·症

湿证:四肢困倦、肢节沉重、大便溏而频、体重、苔腻。

热证:身热、舌黄、小便黄而少。

虚证:精神不振、自汗、不思饮食、脉虚。

静证:懒于动作、嗜卧懒言。

症:不思饮食。

(2)证·症·药

湿证:苍术、白术、泽泻。

热证:升麻、葛根、黄柏。

虚证:黄芪、人参、白术等。

静证:人参。

不思饮食:生姜、苍术、陈皮、神曲。

(3)气味:本方以甘辛味为主,性偏温。

(4)功效:清暑益气,健脾除湿。

7．八正散

【歌注】

八 正 木 通 车 瞿 石,

甘 草 大 灯 萹 山 栀。

木通 10g	车前子 10g	滑石 10g
苦寒	甘微寒	甘淡寒
甘草 10g	大黄 10g	瞿麦 10g
甘平	苦寒	苦寒
萹蓄 10g	山栀子 10g	灯心草 10g
苦平	苦寒	甘淡微寒

水煎,温服。

【主治症状】

尿涩痛,淋漓不畅、小腹胀痛,或癃闭不通,小腹急满。舌红苔黄腻,脉数有力。

【分解辨证】

(1)证·症

湿证:小腹胀痛、尿涩、淋漓不畅、苔腻。癃闭不通,小腹急满。

热证:舌红、苔黄、脉数有力。癃闭不通,小腹急满。

症:尿痛。

(2)证·症·药

湿证:木通、车前子、滑石、灯心草、萹蓄、瞿麦。

热证:方中之寒性药。

尿痛:甘草、石淋、萹蓄、瞿麦、滑石、车前子。

(3)气味:苦甘并用,性寒。

(4)功效:清热泻火,利水通淋。

8．小陷胸汤

【歌注】

小陷汤黄连,

瓜蒌半夏煎。

黄连 6g	瓜蒌实 45g	半夏 15g
苦寒	甘寒	辛温

以水六升,先煮瓜蒌实,取三升,去滓,内诸药,煎取二升,去滓,分温三服。

【主治症状】

上腹、胸胁部痞满、疼痛拒按,或便秘,或恶心,或咳嗽吐黄痰,舌淡红苔黄腻,脉滑数。

【分解辨证】

(1)证·症

局部湿证:上腹、胸胁痞满、疼痛拒按,苔腻,脉滑。

热证:苔黄,脉数。

症:便秘、咳痰。

(2)证·症·药

局部湿证:黄连、瓜蒌实。

热证:黄连。

便秘:瓜蒌实;咳痰:瓜蒌实、半夏。

(3)气味:本方苦辛甘并用,性寒。

(4)功效:清热涤痰,宽胸散结。

9. 大黄牡丹汤

【歌注】

大 黄 牡 丹 桃 冬 芒,

肠 道 瘀 炎 功 效 良。

大黄 10g	牡丹皮 10g	桃仁 15g
苦寒	苦辛微寒	苦平
冬瓜子 30g	芒硝 10g	
甘寒	咸寒	

水煎服。

【主治症状】

肠痈初起,右下腹疼痛拒按,甚则局部有肿块,舌苔黄腻,脉数滑。

【分解辨证】

（1）证·症

湿证:肠痈、苔腻、脉滑。

热证:肠痈、苔黄、脉数。

血瘀证:右下腹痛拒按,局部肿块。

症:腹痛。

（2）证·症·药

湿证:大黄、芒硝、冬瓜子。

热证:大黄、牡丹皮。

血瘀证:牡丹皮、桃仁。

腹痛:牡丹皮、桃仁。

（3）气味:本方以苦味为主,苦甘咸并用,性寒。

（4）功效:泻下破瘀、散结消肿。

10. 茵陈蒿汤

【歌注】

茵 陈 蒿 主 黄,

大 黄 栀 子 尝。

茵陈 18g	大黄 6g	栀子 9g
苦辛微黄	苦寒	苦寒

水煎服。

【主治症状】

发热、渴而饮,小便不利,面目俱黄,苔黄腻,脉滑数。

【分解辨证】

（1）证·症

湿证：小便不利，苔腻、脉滑。

热证：发热、渴而饮，苔黄、脉数。

症：面目黄。

（2）证·症·药

湿证：茵陈、栀子、大黄。

热证：茵陈、栀子、大黄。

面目黄：茵陈、栀子、大黄。

（3）气味：本方味苦性寒，苦寒而燥湿热。

（4）功效：清热利湿退黄。

11. 枳实导滞丸

【歌注】

枳实导滞大黄茯，

神曲芩连泽白术。

枳实 9g	大黄 9g	茯苓 6g
苦辛酸微寒	苦寒	甘淡平
神曲 9g	黄芩 6g	黄连 6g
辛甘温	苦寒	苦寒
泽泻 6g	白术 6g	
甘寒	甘苦温	

水泛为丸，温开水送服。

【主治症状】

脘腹胀痛，下痢泄泻，或大便秘结，小便短赤，舌苔黄腻，脉沉滑有力。

【分解辨证】

（1）证·症

湿证：脘腹胀痛，下痢泄泻，舌苔腻，脉滑。

热证：小便短赤，大便秘结，舌苔黄。

症：下痢、便秘。

（2）证·症·药

湿证：茯苓、泽泻、白术、枳实、大黄。

热证：大黄、黄芩、黄连。

下痢：大黄、黄芩、黄连；便秘：大黄、枳实。

（3）气味：本方苦甘并用，性偏寒。

（4）功效：消食导滞，清热祛湿。

第五节　虚证方

一、气虚证方

1. 四君子汤

【歌注】

四君人白茯炙草，

阳虚之证此方妙。

人参 10g	炙甘草 10g	茯苓 15g
甘微苦温	甘温	甘淡平
白术 10g		
甘苦温		

水煎服。

【主治症状】

面色萎黄或虚肿,语言轻微,畏寒,乏力,或便溏,舌质淡,苔白或舌胖有齿痕,脉细缓。

【分解辨证】

(1)证·症

虚证:面色萎黄,语言轻微,乏力,舌质淡,脉细。

内寒轻证:畏寒。

湿证:虚肿,舌胖有齿痕,便溏,脉缓。

(2)证·症·药

虚证:人参、炙甘草、白术。

内寒轻证:以方中温性药以治。

湿证:茯苓、白术。

(3)气味:本方味甘性温。

(4)功效:益气健脾。

2. 加味保元汤

【歌注】

保元加味芪人参,

肉桂五味杏草饮。

黄芪 10g	人参 5g	炙甘草 5g
甘微温	甘微苦温	甘温
肉桂 5g	五味子 10g	杏仁 15g
辛甘热	酸甘温	苦微温

水煎服。

【主治症状】

虚损劳怯,气喘乏力,形冷畏寒,脉弱。

【分解辨证】

（1）证·症

虚证：劳怯，气喘乏力，脉弱。

内寒轻证：形冷畏寒。

症：喘。

（2）证·症·药

虚证：黄芪、人参、炙甘草、五味子、杏仁。

内寒轻证：肉桂、黄芪、人参。

喘：五味子、杏仁。

（3）气味：以甘酸苦味为主，性温热。

（4）功效：益气温肾。

二、阴虚证方

1．益胃汤

【歌注】

益 胃 阴 虚 地，

沙 麦 冰 糖 玉。

生地黄 15g	沙参 9g	麦冬 15g
甘微苦寒	甘微寒	甘微苦微寒
冰糖 3g	玉竹 5g	
甘凉	甘微寒	

水煎服。

【主治症状】

食欲不振，口干咽燥，舌红少苔，脉细数。

【分解辨证】

（1）证·症

阴虚证：口干咽燥，舌红少苔，脉细数。

症:食欲不振。

（2）证·症·药

阴虚证:沙参、麦冬、冰糖、生地黄、玉竹。

症:麦冬、生地黄。

（3）气味:本方味甘,性微寒。

（4）功效:滋阴养胃。

2．一贯煎

【歌注】

一 贯 煎 沙 地,

麦 当 川 枸 杞。

沙参 9g	生地黄 30g	麦冬 9g
甘微寒	甘微苦寒	甘微苦微寒
当归 9g	川楝子 5g	枸杞子 20g
甘辛温	苦寒	甘平

水煎服。

【主治症状】

胸脘胁痛,口苦吞酸,咽干口燥,舌红少津,脉细弱。

【分解辨证】

（1）证·症

阴虚证:咽干口燥,舌红少津。脉细弱。

症:胸脘胁痛,口苦吞酸。

（2）证·症·药

阴虚证:沙参、生地黄、麦冬、枸杞子、当归。

胸脘胁痛:川楝子、当归;口苦吞酸:川楝子。

（3）气味:以甘味为主,性寒凉。

（4）功效:滋阴疏肝。

3. 天王补心丹

【歌注】

天茯人玄丹桔五，

地远当冬柏酸朱。

人参 15g	茯苓 15g	玄参 15g
甘微苦温	甘淡平	甘苦咸微寒
远志 15g	桔梗 15g	生地黄 120g
苦辛温	苦辛平	甘微苦寒
五味子 30g	当归 30g	麦冬 30g
酸甘温	甘辛温	甘微苦微寒
天冬 30g	柏子仁 30g	酸枣仁 30g
甘寒	甘平	甘酸平
朱砂 15g	丹参 15g	
甘寒	苦微寒	

上药为末，炼蜜为丸，朱砂为衣，每服 9g，温开水送下。

【主治症状】

阴虚血少，神志不安，心悸失眠，虚烦神疲，梦遗健忘，手足心热，口舌生疮，舌红少苔，脉细而数。

【分解辨证】

（1）证·症

阴虚证：手足心热，舌红，脉细数，少苔。

动证：心悸、失眠、虚烦。

症：神疲，健忘，梦遗。

（2）证·症·药

阴虚证：生地黄、麦冬、天冬、玄参、酸枣仁、柏子仁。

动证:酸枣仁、柏子仁、玄参、朱砂、五味子、当归。

健忘:麦冬、人参、五味子、柏子仁;梦遗:人参、五味子;神疲:人参、当归。

（3）气味:本方以甘味为主,甘酸并用,性凉。

（4）功效:滋阴养血,补心安神。

4．大定风珠

【歌注】

大 定 白 阿 龟 地 麻,

五 牡 甘 麦 鸡 鳖 甲。

白芍 18g	阿胶 9g	龟甲 12g
苦酸微寒	甘平	咸甘微寒
干地黄 18g	麻仁 6g	五味子 6g
甘微苦寒	甘平	酸甘温
生牡蛎 12g	炙甘草 18g	麦冬 18g
咸涩微寒	甘温	甘微苦微寒
鳖甲 12g	鸡子黄 2 个	
咸微寒	甘温	

水煎汤成后,入阿胶烊化,再入鸡子黄,搅匀,分3次服。

【主治症状】

神倦瘈疭,脉气虚弱,舌绛苔少,时时欲脱。

【分解辨证】

（1）证·症

虚证:神倦,脉虚,欲脱。

阴虚内热证:久热,舌绛少苔。

动证:瘈疭。

（2）证·症·药

虚证：阿胶、麻仁、甘草、鸡子黄等。

阴虚内热证：白芍、干地黄、龟甲、生牡蛎。

瘛疭：白芍、甘草、生牡蛎、龟甲、鳖甲。

（3）气味：本方以甘味为主，甘咸并用，性凉。

（4）功效：滋阴养血，补心安神。

5．加减复脉汤

【歌注】

加减复脉炙甘草，

干地白芍麦麻胶。

炙甘草 18g	干地黄 18g	生白芍 18g
甘温	甘微苦寒	苦酸微寒
麦冬 15g	麻仁 9g	阿胶 9g
甘微苦微寒	甘平	甘平

水煎服。

【主治症状】

形体消瘦，神呆舌赤，口燥咽干，便秘，心悸，不寐，乏力，手足心热，烦躁，脉细弱。

【分解辨证】

（1）证·症

阴虚证：舌赤，口燥咽干，手足心热，便秘，脉细弱。

虚证：形体消瘦，神呆，乏力，脉细弱。

动证：烦躁不寐。

燥证：口咽干燥，便秘。

症：心悸，盗汗。

（2）证·症·药

阴虚证：干地黄、白芍、麦冬。

虚证：炙甘草、麻仁、阿胶。

动证：炙甘草、白芍。

燥证：炙甘草、干地黄、白芍、麦冬、麻仁、阿胶。

心悸：甘草、白芍；盗汗：白芍。

（3）气味：本方味甘酸，甘酸化阴。性寒凉。

（4）功效：滋阴养血，生津润燥。

三、虚证兼证方

1.参苓白术散

【歌注】

参苓白桔扁豆陈，
山药甘莲砂薏仁。

人参 1 000g	茯苓 1 000g	白术 1 000g
甘微苦温	甘淡平	甘苦温
桔梗 500g	白扁豆 750g	甘草 1 000g
苦辛平	甘微温	甘平
山药 1 000g	砂仁 500g	莲子肉 500g
甘平	辛温	甘涩平
薏苡仁 500g		
甘淡微寒		

上为细末，每服 6g，枣汤调服。

【主治症状】

饮食不化，胸脘痞闷，肠鸣泄泻，四肢乏力，形体消瘦，面色萎黄，舌苔白腻，腹虚缓。

【分解辨证】

（1）证·症

虚证：四肢乏力，形体消瘦，面色萎黄，苔白，脉虚缓。

湿证：肠鸣泄泻，胸脘痞闷，苔白腻，脉缓。

症：饮食不化。

（2）证·症·药

虚证：人参、白术、山药、莲子肉、桔梗、甘草。

湿证：白术、白扁豆、茯苓、薏苡仁等。

饮食不化：砂仁、山药。

（3）气味：本方以甘味为主，性温。

（4）功效：益气健脾，渗湿止泻。

2. 黄芪建中汤

【歌注】

黄芪建中桂芍姜，

大枣甘草饴糖尝。

黄芪 12g	桂枝 9g	芍药 18g
甘微温	辛甘温	苦酸微寒
生姜 9g	大枣 4 枚	饴糖 45g
辛温	甘温	甘平
炙甘草 6g		
甘温		

水煎，加饴糖溶化后温服。

【主治症状】

脘腹拘急疼痛，时痛时缓，喜暖喜按，自汗，盗汗，或小便自利，恶风，低热，苔微腻，脉弱。

【分解辨证】

（1）证·症

虚证：喜按，自汗，盗汗，恶风，脉弱。

湿证：小便自利，苔微腻。

症：脘腹痛，低热，自汗。

（2）证·症·药

虚证：黄芪、大枣、饴糖、炙甘草。

湿证：桂枝、黄芪、炙甘草。

脘腹痛：甘草、白芍、桂枝；低热：桂枝、白芍、生姜；自汗：黄芪、白芍。

（3）气味：本方以甘味为主，甘辛并用，性温。

（4）功效：温中补气，和里缓急。

3．香砂六君子汤

【歌注】

香砂人白术，

甘陈半姜茯。

木香 2g	砂仁 3g	人参 3g
辛苦温	辛温	甘微苦温
白术 6g	炙甘草 2g	陈皮 3g
甘苦温	甘温	辛苦温
半夏 3g	生姜 6g	茯苓 6g
辛温	辛温	甘淡辛

水煎服。

【主治症状】

呕吐痞闷，不思饮食，消瘦倦怠，气虚肿满。

【分解辨证】

（1）证·症

虚证：消瘦倦怠，气虚。

湿证：痞闷，肿满。

症：呕吐，不思饮食。

（2）证·症·药

虚证：人参、白术、甘草。

湿证：白术、茯苓、半夏、陈皮。

呕吐：生姜、半夏；不思饮食：木香、砂仁。

（3）气味：本方辛甘并用，性温。

（4）功效：益气化痰，行气温中。

4. 玉屏风散

【歌注】

玉 屏 风 散 术 防 黄，

面 白 舌 淡 自 汗 尝。

防风 30g	白术 60g	黄芪 60g
辛甘微温	甘苦温	甘微温

为粗末。每服 9g，加大枣 1 枚，水煎温服。

【主治症状】

面色㿠白，自汗恶风，水肿，小便少，大便溏薄，舌淡苔白，脉虚浮。

【分解辨证】

（1）证·症

虚证：面色㿠白、自汗恶风、舌淡苔白、脉虚浮。

湿证：水肿、小便少、大便溏薄。

（2）证·症·药

虚证：黄芪、白术。

湿证：黄芪、白术、防风。

（3）气味：本方以辛甘味为主，性温。

（4）功效：益气固表止汗。

5．人参养荣汤

【歌注】

养荣芪当桂草术，
橘人熟芍远茯五。

黄芪 12g	当归 9g	桂心 3g
甘微温	甘辛温	辛甘热
炙甘草 3g	白术 6g	人参 6g
甘温	甘苦温	甘微苦温
橘皮 6g	熟地黄 6g	白芍 18g
甘苦温	甘微温	苦酸微寒
远志 6g	茯苓 6g	五味子 6g
辛甘平	甘淡平	酸甘温

加生姜 3 片，大枣 2 枚，汤成温服。

【主治症状】

四肢沉重，骨肉酸痛，行动咳喘，惊悸，咽干唇燥，形体瘦削，脉细弱。

【分解辨证】

（1）证·症

虚证：形体瘦削、脉细弱。

湿证：四肢沉重、肉酸。

动证：惊悸。

局燥证：咽干唇燥。

症：咳喘。

（2）证·症·药

虚证：黄芪、桂心、当归、炙甘草、熟地黄、五味子、白术。

283

湿证：白术、黄芪、茯苓、橘皮。

动证：远志、五味子、白芍。

局燥症：白芍、五味子、人参、熟地黄。

咳：甘草、五味子；喘：五味子。

（3）气味：以甘味为主，性温。

（4）功效：益气补血、养心安神。

6．炙甘草汤

【歌注】

炙甘草汤生姜人，

桂地阿枣麻麦门。

炙甘草 12g	生姜 9g	人参 6g
甘温	辛温	甘微苦温
桂枝 9g	生地黄 48g	阿胶 6g
辛甘温	甘微苦寒	甘平
麻仁 15g	大枣 10 枚	麦冬 15g
甘平	甘温	甘微苦微寒

以酒水各半，先煮八味，汤成入阿胶烊化，温服。

【主治症状】

心动悸，虚赢少气，虚烦不眠，自汗盗汗，舌燥咽干，大便干结，舌光少苔或质干而瘦小，脉虚数。

【分解辨证】

（1）证·症

虚证：虚赢少气、自汗盗汗、舌瘦小、脉虚。

动证：心动悸、烦不眠。

燥证：舌光少苔、咽干舌燥、大便干结。

症：大便干结、不眠。

（2）证·症·药

虚证；人参、大枣、阿胶、炙甘草、生姜。

动证：炙甘草、桂枝。

燥证：人参、大枣、阿胶、炙甘草、生地黄、麦冬。

大便干结：麻仁、生地黄；不眠：炙甘草、桂枝。

（3）气味：本方以甘味为主，性味平和（方中温性药虽多，但甘寒性药量大）。

（4）功效：滋阴养血、益气温阳、止悸复脉。

7. 生脉散

【歌注】

生 脉 散 人 参，

五 味 麦 冬 饮。

人参 10g	五味子 5g	麦冬 10g
甘微苦温	酸甘温	甘微苦微寒

水煎服。

【主治症状】

温热、暑热耗气伤阴证：汗多神疲、体倦乏力、气短懒言、咽干口渴，舌干红少苔，脉虚数。

久咳肺虚、气阴两虚证：干咳少痰、短气自汗、口干舌燥，脉虚细。

【分解辨证】

（1）证·症

虚证：汗多神疲、体倦乏力、气短懒言、少苔、自汗、脉虚细。

燥证：咽干口渴、干咳少痰、口干舌燥、舌干。

症：咳、喘（短气）。

（2）证·症·药

虚证：人参、麦冬、五味子。

燥证：人参、麦冬、五味子。

咳：麦冬、五味子；喘：五味子。

（3）气味：本方以甘酸味为主，性偏温。

（4）功效：益气生津，敛阴止汗。

8. 黄连汤

【歌注】

黄 连 汤 方 桂 甘 姜

半 夏 人 参 大 枣 尝

黄连 10g	炙甘草 6g	干姜 10g
苦寒	甘温	辛热
桂枝 10g	人参 6g	半夏 15g
辛甘温	甘微苦温	辛温
大枣 4 枚		
甘温		

水煎温服。

【主治症状】

恶风，发热，汗出，烦躁，心动悸，心下痞，或呕吐，或腹痛，或泄泻，舌质红舌苔厚腻。

【分解辨证】

（1）证·症

虚证：恶风、汗出。

局部热证（指胃肠）：发热、舌质红。

湿证：心下痞、呕吐、泄泻、苔厚腻。

动证：烦躁、心动悸。

症：呕吐、腹痛、泄泻。

（2）证·症·药

虚证：人参、大枣、炙甘草。

局热证：黄连。

湿证：桂枝、半夏。

动证：炙甘草、桂枝、黄连。

呕吐：半夏、干姜；腹痛：甘草、桂枝、干姜；泄泻：黄连。

（3）气味：本方以甘辛味为主，甘辛苦并用，性温。

（4）功效：清上温下，和胃降逆。

9. 小柴胡汤

【歌注】

芩柴半姜人草枣，

热苦痛呕苔黄弱。

柴胡 24g	黄芩 9g	人参 6g
苦辛微寒	苦寒	甘微苦温
生姜 9g	半夏 9g	大枣 4 枚
辛温	辛温	甘温
炙甘草 9g		
甘温		

水煎，温服。

【主治症状】

发热或持续低热，呈寒热往来；口苦，胸肋胀满，不欲食；胆囊压痛，胃胀满感；心烦喜呕，呕吐；苔黄或淡黄或黄白相兼或黄腻，见于体弱之人。

【分解辨证】

（1）证·症

虚证：体弱之人。

热证：发热，呈寒热往来，苔黄。

症：口苦，呕吐，胃胀满痛。

（2）证·症·药

虚证：人参、大枣、炙甘草。

热证：柴胡、黄芩。

口苦：黄芩、柴胡；呕吐：生姜、半夏；胃胀满痛：柴胡、甘草。

（3）气味：本方以甘味为主，甘苦辛并用，性味相对平和。

（4）功效：和解少阳。

10. 牡蛎散

【歌注】

牡蛎芪麦麻黄根，

自汗盗汗入夜甚。

麻黄根 10g	牡蛎 30g	黄芪 30g
甘平	咸涩微寒	甘微温

浮小麦 100g
甘平

水煎服。

【主治症状】

自汗，盗汗，心惊，烦躁，疲倦，舌淡，脉细弱。

【分解辨证】

（1）证·症

虚证：自汗、盗汗、舌淡、疲倦、脉细弱。

动证：心惊、烦躁。

症：自汗。

（2）证·症·药

虚证：黄芪、小麦。

动证：浮小麦、牡蛎。

自汗：黄芪、麻黄根、浮小麦、牡蛎。

（3）气味：本方以甘味为主,甘咸并用,性偏温。

（4）功效：益气固表、敛阴止汗。

第六节　郁证方

1.四逆散

【歌注】

四 逆 甘 草 枳 芍 胡,

手 冷 紧 张 脘 胀 腹。

柴胡 10g	白芍 30g	枳实 10g
苦辛微寒	苦酸微寒	苦辛酸微寒

炙甘草 10g
甘温

如做散剂,上四味各等份,每服 3g,每日 3 次。如做煎剂用上量,水煎温服。

【主治症状】

手足不温、精神紧张、易激动、胁肋胀闷、脘腹疼痛、发热、脉弦。

【分解辨证】

（1）证·症

气郁证：精神紧张、易激动、脉弦、发热。

症：手足不温（由于神经因素,末梢血管收缩所致,而非寒证者）,脘腹胀痛,发热。

（2）证·症·药

气郁证：柴胡、白芍、炙甘草。

289

手足不温：白芍、炙甘草；脘腹胀痛：枳实；发热：柴胡、白芍。

（3）气味：本方苦甘酸辛并用，性偏凉。

（4）功效：透邪解郁、疏肝理气。

2．半夏厚朴汤

【歌注】

半夏厚朴茯，

生姜与紫苏。

半夏 15g	厚朴 9g	茯苓 12g
辛温	苦辛温	甘淡平

生姜 15g	紫苏叶 6g
辛温	辛温

上五味，水煎服。

【主治症状】

梅核气，咽中如有物阻，咳吐不下、吞咽不下、胸胁满闷，腹胀满，恶心呕吐、苔白腻。

【分解辨证】

（1）证·症

气郁证：咽中如有物阻，咳吐不下、吞咽不下。

湿证：恶心呕吐、苔白腻。

症：恶心、咳嗽气喘、腹胀满。

（2）证·症·药

气郁证：半夏、厚朴、紫苏叶。

湿证：茯苓。

恶心：半夏、生姜、紫苏；咳嗽：半夏、生姜；气喘：厚朴、苏叶；腹胀满：厚朴、苏叶。

（3）气味：本方以辛味为主，辛苦甘并用，辛散苦降，性温。

（4）功效：行气散结、降逆化痰。

3.柴胡疏肝散

【歌注】

柴 胡 疏 肝 陈 皮 川,

香 附 枳 壳 芍 药 甘。

柴胡 6g	陈皮 6g	川芎 5g
苦辛微寒	辛苦温	辛温
枳壳 5g	白芍 5g	炙甘草 3g
苦辛酸微寒	苦酸微寒	甘温
香附 5g		
辛微苦平		

水煎服。

【主治症状】

胁肋疼痛、呕逆、腹痛、寒热往来、失眠、心悸。

【分解辨证】

（1）证·症

气郁证:呕逆、失眠、心悸。

症:胁肋疼痛,寒热往来。

（2）证·症·药

气郁证:柴胡、甘草、白芍、香附、川芎。

胁肋疼痛:甘草、白芍、枳壳;寒热往来:柴胡、白芍。

（3）气味:本方以辛苦味为主,性味相对平和。

（4）功效:疏肝行气、和血止痛。

4.甘麦大枣汤

【歌注】

甘 麦 大 枣 汤,

气 郁 功 效 良。

甘草 9g	小麦 30g	大枣（擘）5 枚
甘平	甘凉	甘平

水煎温服。

【主治症状】

精神恍惚、常悲伤欲哭、不能自主、呵欠频作、心烦意乱。

【分解辨证】

（1）证·症

气郁证：精神恍惚、悲伤欲哭。

动证：不能自主、心烦意乱。

（2）证·症·药

气郁证：甘草、小麦。

动证：甘草、小麦、大枣。

（3）气味：本方以味甘性平和。

（4）功效：养心安神、和中缓急。

5．正气天香散

【歌注】

正 气 天 香 乌 香 附，

陈 皮 干 姜 与 紫 苏。

乌药 10g	香附 10g	陈皮 5g
辛温	辛苦甘平	辛苦温
干姜 5g	紫苏叶 5g	
辛热	辛温	

水煎服。

【主治症状】

诸气作痛,或上冲心腹,胸中结块刺痛,或受寒腹痛,苔白,脉紧或缓。

【分解辨证】

(1)证·症

气郁证:诸气作痛,上冲心腹。

寒证:受寒腹痛,苔白,脉紧或缓。

症:腹痛。

(2)证·症·药

气郁证:紫苏叶、乌药、香附、陈皮。

寒证:方中温热性药。

腹痛:香附、陈皮、干姜。

(3)气味:本方味辛,性温热。

(4)功效:行气温中、调经止痛。

6.逍遥散

【歌注】

逍遥当归茯甘草,

白术柴姜薄白芍。

柴胡 10g	白芍 15g	白术 10g
苦辛微寒	苦酸微寒	甘苦温
茯苓 10g	当归 10g	生姜 5g
甘淡平	甘辛温	辛温
薄荷 5g	甘草 10g	
辛凉	甘平	

上为粗末,每服6g,水煎去渣温服,不拘时。

【主治症状】

胸胁苦满或胸胁痛，腹痛、腹胀、痛经，经前乳房胀痛，寒热往来，舌淡白、苔薄白。

【分解辨证】

（1）证·症

气郁证：胸胁苦满、腹胀、腹痛。

虚证：舌淡白。

症：往来寒热，腹痛、痛经、经前乳房胀痛、腹胀。

（2）证·症·药

气郁证：柴胡、白芍、甘草、薄荷。

虚证：白术、甘草、当归。

往来寒热：柴胡、白芍；腹痛、痛经：柴胡、白芍、甘草、生姜；经前乳胀、腹胀：茯苓、白术。

（3）气味：本方以甘味为主，甘苦并用，药性平和。

（4）功效：养血健脾、疏肝清热。

7. 旋覆代赭石汤

【歌注】

旋覆代赭人生姜，

甘草半夏大枣尝。

旋覆花 9g	代赭石 12g	人参 6g
苦辛咸微温	苦寒	甘微苦温
炙甘草 9g	半夏 15g	生姜 15g
甘温	辛温	辛温
大枣（擘）4 枚		
甘温		

水煎，温服。

【主治症状】

呕逆、恶心、呕吐、上腹部痞满,体倦乏力。

【分解辨证】

（1）证·症

虚证:体倦乏力

湿证:恶心呕吐、上腹部痞满。

虚证:体倦乏力。

症:恶呕。

（2）证·症·药

气郁证:旋覆花、代赭石、炙甘草、半夏。

虚证:炙甘草、人参、大枣。

恶呕:半夏、生姜、旋覆花。

（3）气味:本方以甘味为主,甘苦辛并用,性温。

（4）功效:和胃降逆、化痰下气。

8. 荡痰汤

【歌注】

荡痰汤大黄,

赭朴半郁尝。

大黄 30g	赭石 60g	朴硝 18g
苦寒	苦寒	咸寒
清半夏 9g	郁金 9g	
辛温	苦辛寒	

水煎服。

【主治症状】

治癫狂失心、脉滑实者。

【分解辨证】

（1）证·症

气郁证：癫狂失心、脉滑实。

湿证：脉滑实。

（2）证·症·药

气郁证：大黄、朴硝、郁金。

湿证：大黄、半夏、赭石。

（3）气味：本方味苦咸，性寒。

（4）功效：泻下逐瘀。

第七节　瘀证方

1. 补阳还五汤

【歌注】

补阳还五芪当芍，

地龙川芎红花桃。

黄芪 12g	当归尾 3g	赤芍 5g
甘微温	甘辛温	苦微寒
地龙 3g	川芎 3g	红花 3g
咸寒	辛温	辛温
桃仁 3g		
苦平		

【主治症状】

神疲乏力，半身不遂，舌质暗，舌有瘀点、瘀斑，脉弱、涩或结化。

【分解辨证】

（1）证·症

血瘀证：舌暗，舌有瘀点、瘀斑，半身不遂，脉涩或结代。

虚证：神疲乏力、脉弱。

（2）证·症·药

血瘀证：当归尾、赤芍、地龙、川芎、红花、桃仁。

虚证：黄芪。

（3）气味：本方以辛甘味为主，性温。

（4）功效：活血祛瘀、行气止痛。

2.抵当汤

【歌注】

抵 当 汤 大 黄，

虻 水 桃 效 良。

大黄 15g	虻虫 20 枚	桃仁 15g
苦寒	咸寒	苦平

水蛭（干为末）1.5g
咸苦

水8杯，煮取3杯，先服1杯，得下后止服；不下，再服。

【主治症状】

少腹硬满，小便自利、狂躁、便黑、发热。

【分解辨证】

（1）证·症

血瘀证：少腹硬满、小便自利、便黑。

症：狂躁、发热。

（2）证·症·药

血瘀证：虻虫、水蛭、桃仁。

狂躁：大黄；发热、大黄。

（3）气味：本方苦咸并用，性寒。

（4）功效：活血化瘀、除满止痛。

3．身痛逐瘀汤

【歌注】

身痛川桃红甘芄，

羌五当香牛地药。

川芎 6g	桃仁 9g	红花 9g
辛温	苦平	辛温
甘草 6g	秦艽 3g	羌活 3g
甘平	苦辛微寒	辛苦温
炒五灵脂 6g	当归 9g	香附 3g
苦甘温	甘辛温	辛微苦平
牛膝 9g	地龙 6g	没药 6g
苦酸平	咸寒	苦平

水煎服。

【主治症状】

瘀血所致的诸痛，痛有定处，经久不愈。

【分解辨证】

（1）证·症

血瘀证：痛有定处（如肩、臂、腰、腿等），久治不愈。

症：诸痛。

（2）证·症·药

血瘀证：川芎、桃仁、红花、当归、香附、牛膝、地龙、没药。

诸痛：川芎、甘草、秦艽、羌活、五灵脂、香附、当归。

（3）气味：本方以辛苦味为主，性温。

（4）功效：活血行气,通痹止痛。

4. 生化汤

【歌注】

生化汤炮姜,

川芎桃甘当。

炮姜 2g	川芎 9g	桃仁 6g
苦涩温	辛温	苦辛平

炙甘草 2g	当归 24g
甘温	甘辛温

水煎服,或酌加黄酒煎服。

【主治症状】

产后恶露不行,小腹冷痛。

【分解辨证】

（1）证·症

血瘀证:产后恶露不行,小腹冷痛。

症:腹痛。

（2）证·症·药

血瘀证:川芎、桃仁、当归。

腹痛:炮姜、炙甘草、川芎、桃仁、当归。

（3）气味:本方辛甘苦并用,性温。

（4）功效:化瘀生新、温经止痛。

5. 下瘀血汤

【歌注】

下瘀血大黄,

蟅虫桃仁方。

大黄 12g	桃仁 9g	䗪虫 9g
苦寒	苦平	咸寒

上三味,共为细末,炼蜜为四丸,以酒煎一丸,取半杯顿服之(现代用法:水煎服)。

【主治症状】

闭经或经少血色紫黯,下腹痛有定处,拒按,舌青紫,脉涩。

【分解辨证】

(1)证·症

血瘀证:闭经或经少血色紫黯,下腹痛有定处,拒按,舌青紫,脉涩。

症:下腹痛。

(2)证·症·药

血瘀证:桃仁、䗪虫。

下腹痛:大黄、桃仁(通则不痛)。

(3)气味:本方苦咸并用,性寒。

(4)功效:破血下瘀。

6.大黄䗪虫丸

【歌注】

大黄䗪虫芩甘草,

杏地漆虻蛴蛭芍。

大黄 8g	䗪虫 24g	黄芩 6g
苦平	咸辛寒	苦寒
甘草 9g	杏仁 24g	干地黄 30g
甘平	苦微温	甘微苦寒
干漆 3g	虻虫 30g	水蛭 60g
辛温	咸寒	辛咸平

蛴螬 30g	白芍 12g
咸寒	苦酸微寒

上药共为细末,炼蜜为丸,每丸 3g,每服 1 丸,日 3 服。

【主治症状】

少腹部疼痛或有硬块,腹痛拒按,或按之不减,腹满食少,腹胀感,形体消瘦,面色暗晦,肌肤干燥如鳞甲,两手暗红,两目下暗黑,舌质紫黯或舌见瘀斑,脉细涩。

【分解辨证】

(1)证·症

虚证:形体消瘦,脉细。

血瘀证:少腹痛或有硬块、面暗、目下暗、肌肤如鳞甲、舌质、舌有瘀斑、脉涩。

燥证:肌肤干燥如鳞甲。

症:腹痛、腹胀。

(2)证·症·药

虚证:甘草、干地黄。

血瘀证:䗪虫、虻虫、水蛭、干漆、蛴螬。

燥证:干地黄、甘草、白芍、桃仁、杏仁。

腹痛:甘草、白芍;腹胀:大黄、黄芩。

(3)气味:本方以咸苦甘辛并用,性偏寒。

(4)功效:祛瘀生新。

7. 桃核承气汤

【歌注】

桃核承气硝黄草,

桂桃腹瘀此方疗。

桃仁 9g	大黄 12g	芒硝 6g
苦平	苦寒	咸寒

301

炙甘草 6g	桂枝 6g
甘温	辛甘温

上五味,水煎四味,去滓入芒硝,更上火的微沸下火,先食温服,当微利。

【主治症状】

少腹急(即胀满之意)结,躁急,舌质紫黯,脉沉涩。

【分解辨证】

(1)证·症

血瘀证:舌质紫黯,脉涩。

症:躁急。

(2)证·症·药

血瘀证:桃仁、桂枝。

躁急:桃仁、炙甘草;少腹急结:芒硝、大黄。

(3)气味:本方苦咸甘辛并用,性偏寒。

(4)功效:活血逐瘀、清热导下。

8.桃红四物汤

【歌注】

桃 红 四 物 四 红 桃,

补 血 活 血 功 效 高。

熟地黄 12g	川芎 6g	炒白芍 9g
甘微温	辛温	苦酸平
当归 9g	红花 6g	桃仁 9g
甘辛温	辛温	苦辛平

水煎服。

【主治症状】

月经有血块、色紫黯、腹痛胀、贫血。

【分解辨证】

（1）证·症

血瘀证：月经有血块、色紫黯。

症：腹胀痛、贫血。

（2）证·症·药

血瘀证：川芎、当归、红花、桃仁。

腹胀痛：白芍；贫血：熟地黄、川芎、白芍、当归。

（3）气味：本方辛甘苦酸并用，性温。

（4）功效：活血、补血。

9. 桂枝茯苓丸

【歌注】

桂 枝 茯 苓 牡 芍 桃，

下 腹 疼 痛 或 块 包。

桂枝 10g	茯苓 10g	牡丹皮 10g
辛甘温	甘淡平	苦辛微寒
赤芍 15g	桃仁 10g	
苦微寒	苦辛平	

水煎服，或服其丸，每服 9g。

【主治症状】

下腹痛按则甚，痛有定位，面紫、舌紫黯或有瘀斑，烦躁、动悸、睡眠欠佳、头痛昏晕。

【分解辨证】

（1）证·症

血瘀证：下腹痛按则甚，痛有定位，头痛，面紫，舌紫黯或有瘀斑。

动证：烦躁、动悸、睡眠欠佳。

症：头晕。

（2）证·症·药

血瘀证：桂枝、牡丹皮、赤芍、桃仁。

动证：牡丹皮、赤芍、桃仁。

头晕：茯苓。

（3）气味：本方以苦味为主，苦辛甘并用，性相对平和。

（4）功效：活血、化瘀、消癥。

10. 通窍活血汤

【歌注】

通窍活血桃仁芎，

赤红姜枣麝酒葱。

桃仁 9g	川芎 3g	赤芍 3g
苦平	辛温	苦微寒
红花 9g	生姜 9g	大枣（去核）7个
辛温	辛温	甘温
麝香 0.16g	老葱 3 根	黄酒 250ml
辛温	辛温	辛温

前七味煎一盅，去滓，将麝香入酒内再煎二服，温服。

【主治症状】

头痛昏晕、面色青紫，妇女干血痨、腹大青筋、舌质暗红、舌有瘀点或瘀斑、脉涩。

【分解辨证】

（1）证·症

血瘀证：头痛昏晕、面色青紫、妇女干血痨、腹大青筋、舌质暗红、舌边有瘀点或瘀斑、脉涩。

症：头痛。

（2）证·症·药

血瘀证：桃仁、川芎、赤芍、红花、麝香、黄酒、生姜。

头痛：老葱、川芎、桃仁、赤芍、红花、大枣。

（3）气味：本方以辛味为主,性温。

（4）功效：活血通窍。

11. 活络效灵丹

【歌注】

活 络 效 灵 丹,

当 丹 乳 没 煎。

当归 15g	丹参 15g	生乳香 15g
甘辛温	苦微寒	辛苦温

没药 15g
苦辛平

水煎服。若为散剂,上药全研细末,1剂分4次服,温酒送服。

【主治症状】

心腹疼痛、腿痛臂痛、跌打瘀肿。

【分解辨证】

（1）证·症

血瘀证：腿痛有定处（如心腹腿等）,跌打瘀肿。

症：疼痛。

（2）证·症·药

血瘀证：当归、丹参、没药、乳香。

疼痛：当归、丹参、没药、乳香。

（3）气味：本方苦甘辛并用,性偏温。

（4）功效：活血祛瘀,通络止痛。

12. 复元活血汤

【歌注】

复 元 活 血 柴 当 瓜，

甘 草 穿 大 桃 红 花。

柴胡 9g	当归 9g	瓜蒌根 9g
苦辛微寒	甘辛温	甘寒
甘草 6g	穿山甲 6g	大黄 12g
甘平	咸微寒	苦寒
桃仁 9g	红花 6g	
苦平	辛温	

水煎服。

【主治症状】

跌打损伤、瘀血留于胁下，痛不可忍。

【分解辨证】

（1）证·症

血瘀证：跌打损伤、瘀血留于胁下。

症：痛不可忍。

（2）证·症·药

血瘀证：当归、穿山甲、桃仁、红花、栝楼根。

痛不可忍：红花、当归、桃仁、柴胡、甘草。

（3）气味：本方以苦甘味为主，苦甘咸辛并用，性偏凉。

（4）功效：活血祛瘀、疏肝通络。

13. 血府逐瘀汤

【歌注】

血 瘀 归 地 红 枳 桃，

赤 柴 桔 川 牛 甘 草。

当归 9g	生地黄 9g	红花 9g
甘辛温	甘微苦寒	辛温
枳壳 6g	赤芍 6g	柴胡 10g
苦辛酸微寒	苦微寒	苦辛微寒
桔梗 5g	川芎 5g	牛膝 9g
苦辛平	辛温	苦酸平
甘草 6g	桃仁 12g	
甘平	苦甘平	

水煎,温服。

【主治症状】

疼痛部位多固定,面色多紫黯,出血紫黑且易凝固,精神不安,烦躁,甚至发狂,舌质紫黯。

【分解辨证】

（1）证·症

血瘀证:疼痛部位多固定,出血紫黑且易凝固,舌质、面色紫黯。

动证:精神不安、烦躁、发狂。

症:疼痛。

（2）证·症·药

血瘀证:当归、红花、赤芍、牛膝、川芎。

动证:柴胡、甘草、赤芍、川芎、当归、红花、桔梗、枳壳。

疼痛:川芎、红花、当归、生地黄、牛膝、甘草。

（3）气味:本方甘苦辛酸并用,性偏凉。

（4）功效:活血祛瘀、行气止痛。

14.少腹逐瘀汤

【歌注】

少腹逐瘀茴延干,

没当官赤蒲五川。

小茴香 12g	延胡索 9g	干姜 3g
辛温	辛温	辛热
没药 3g	当归 9g	肉桂 3g
苦平	甘辛温	辛甘热
赤芍 6g	蒲黄 9g	五灵脂 6g
苦微寒	甘平	苦甘温
川芎 6g		
苦辛温		

水煎服。

【主治症状】

少腹瘀血积块疼痛或不痛，或痛而无积块，经期少腹胀，或月经连续不断，断而又来，其色或紫或黑，或有瘀块，或闭经瘀血阻滞，舌暗苔白，脉沉弦而涩。

【分解辨证】

（1）证·症

血瘀证：少腹积块、疼痛，经色紫黑、闭经，舌暗，脉涩。

症：腹痛。

（2）证·症·药

血瘀证：蒲黄、延胡索、没药、当归、赤芍、肉桂、干姜、川芎。

腹痛：小茴香、五灵脂、川芎。

（3）本方以辛味为主，辛甘苦共用，性温。

（4）功效：活血化瘀、温经止痛。

15.膈下逐瘀汤

【歌注】

膈逐五当川桃丹，

赤乌甘香红枳延。

五灵脂 6g	当归 9g	川芎 6g
苦甘温	甘辛温	辛温
桃仁 9g	牡丹皮 6g	乌药 6g
苦平	苦辛微寒	辛温
甘草 9g	香附 5g	红花 9g
甘平	辛微苦平	辛温
枳壳 5g	延胡索 3g	赤芍 6g
辛苦酸微寒	辛温	苦微寒

水煎服。

【主治症状】

积块、痛不移处、小儿痞块、卧则腹坠。

【分解辨证】

（1）证·症

血瘀证：痛不移处、积块。

症：卧则腹坠。

（2）证·症·药

血瘀证：五灵脂、香附、当归、川芎、桃仁、牡丹皮、红花、赤芍、延胡索、甘草。

卧则腹坠：香附、枳壳、乌药。

（3）气味：本方以辛味为主，辛苦甘并用，性温。

（4）功效：活血化瘀、行气止痛。

16. 温经汤

【歌注】

温经茱当川白参，

阿桂姜牡半草门。

吴茱萸 10g	当归 6g	川芎 6g
辛苦热	甘辛温	辛温
白芍 6g	人参 6g	阿胶 6g
苦酸微寒	甘微苦温	甘平
半夏 15g	甘草 6g	桂枝 6g
辛温	甘平	辛甘温
生姜 6g	牡丹皮 6g	麦门冬 15g
辛温	苦辛微寒	甘微苦微寒

水煎，温服。

【主治症状】

月经不调，血色暗有血块，自觉手心热而又恶风，自汗，午后有发热感，小腹胀痛，口唇干燥，舌质暗。

【分解辨证】

（1）证·症

血瘀证：血色暗有血块、舌质暗、小腹痛。

虚证：恶风、自汗。

阴虚内热证：自觉手心热，午后发热。

燥证：口唇干燥。

症：少腹痛。

（2）证·症·药

血瘀证：当归、川芎、桂枝、牡丹皮。

虚证：人参、阿胶、当归、麦冬、甘草。

阴虚内热证：白芍、牡丹皮。

燥证：麦冬、阿胶、白芍、甘草、当归。

少腹痛：吴茱萸、甘草、白芍、当归、生姜、桂枝。

（3）气味：本方以甘辛味为主，性温。

（4）功效：温经散寒、祛瘀养血。

第八节　活证方

1. 四生丸

【歌注】

四 生 妇 良 方，

侧 荷 艾 生 黄。

生侧柏叶 15g	生荷叶 15g	生艾叶 10g
苦涩微寒	苦平	苦辛温

生地黄 30g
甘微苦寒

水煎服。

【主治症状】

吐血、衄血，血色鲜红、口干咽燥、舌红、脉弦数有力。

【分解辨证】

（1）证·症

热证：血色红、舌红、脉数有力。

燥证：口干咽燥。

症：吐血、衄血。

（2）证·症·药

热证：生地黄、生侧柏叶、生荷叶。

燥证：生地黄。

吐血、衄血：生侧柏叶、生荷叶、生艾叶、生地黄。

（3）气味：本方苦涩甘并用，性凉。

（4）功效：清肝宁肺、凉血止血。

2．柏叶汤

【歌注】

柏叶艾干姜，

吐衄血效良。

柏叶 9g	干姜 9g	艾叶 15g
苦涩微寒	苦辛温	苦辛温

水煎服。

【主治症状】

吐血、衄血、便血而无热者。

【分解辨证】

（1）证·症

症：吐血、衄血、便血。

（2）证·症·药

吐血、衄血、便血：柏叶、艾叶、干姜。

（3）气味：本方味苦，性偏温，故慎用于热证之兼有出血者。

（4）功效：止血温经。

3．犀角地黄汤

【歌注】

犀角地黄芍牡丹

热病出血可康安

水牛角 30g	生地黄 24g	赤芍 9g
咸寒	甘微苦寒	苦微寒
牡丹皮 6g		
苦辛微寒		

上为粗末,水煎服。

【主治症状】

热甚动血,可见:吐血、衄血、便血、尿血,斑色紫黑,或神昏谵语、舌绛起刺、脉数者;善忘如狂、口干、胸中烦痛、大便色黑、自觉腹痛。

【分解辨证】

(1)证·症

热证:热甚、舌绛起刺、口干、脉数。

症:神昏谵语、斑色紫黑;吐血、衄血、便血、尿血。

(2)证·症·药

热证:水牛角、生地黄、赤芍、牡丹皮。

神昏谵语:水牛角;斑色紫黑:牡丹皮、赤芍;吐血、衄血、便血、尿血:水牛角、生地黄。

(3)气味:本方以咸甘味为主,性寒。

(4)功效:清热凉血、解毒散瘀。

4.小蓟饮子

【歌注】

小蓟地木蒲滑石,

藕节淡甘当山栀。

小蓟 9g	生地黄 9g	木通 9g
甘凉	甘微苦寒	苦寒
蒲黄 9g	滑石 9g	藕节 9g
甘平	甘淡寒	甘平
淡竹叶 9g	甘草 9g	当归 9g
甘微寒	甘平	甘辛温
栀子 9g		
苦寒		

水煎服。

【主治症状】

尿中带血、小便频数、赤涩热痛、舌红、脉数。

【分解辨证】

（1）证·症

热证：尿赤涩热痛、舌红、脉数。

症：尿中带血；尿痛。

（2）证·症·药

热证：生地黄、滑石、木通、栀子、淡竹叶。

尿中带血：小蓟、生地黄、蒲黄、藕节、栀子、当归；尿痛：甘草。

（3）气味：本方以甘味为主，甘苦并用，性寒。

（4）功效：凉血止血、利水通淋。

5. 胶艾汤

【歌注】

胶艾芎甘当芍地，

月经过多血淋滴。

阿胶 6g	艾叶 9g	川芎 6g
甘平	苦辛温	辛温
甘草 6g	当归 9g	白芍 12g
甘平	甘辛温	苦酸微寒
熟地黄 18g		
甘微温		

水煎，或加酒适量，入阿胶化，温服。

【主治症状】

经水淋滴不尽，或小产后阴道出血不止，妊娠下血腹隐痛，喜暖喜按，下血色皆暗，或挟少许血块，舌淡苔白润，脉沉细无力。

【分解辨证】

（1）证·症

虚证：腹痛喜按、舌淡、脉细无力。

内寒轻证：喜暖。

血瘀证：下血皆暗，或挟血块。

症：经水淋滴，阴道出血不止。

（2）证·症·药

虚证：甘草、阿胶、熟地黄、当归。

内寒轻证：以方中之温性药以治。

血瘀证：当归、川芎。

经水淋滴，阴道出血不止：艾叶、阿胶、白芍、熟地黄。

（3）气味：本方以甘味为主，甘苦并用，性偏温。

（4）功效：暖宫止血，补血化瘀。

6.固冲汤

【歌注】

固 冲 白 术 芪 龙 牡，

山 茱 杭 海 茜 棕 五。

白术 30g	黄芪 18g	煅龙骨 24g
甘苦温	甘微温	甘涩平
煅牡蛎 24g	山茱萸 24g	杭白芍 12g
咸涩平	甘酸微温	苦酸微寒
茜草 9g	棕炭 6g	五倍子 1.5g
苦寒	苦涩平	酸涩寒
海螵蛸 12g		
咸温		

水煎服。

【主治症状】

血崩或月经过多，色淡质稀，心悸气短，腰膝酸软，舌质淡，脉微弱。

【分解辨证】

（1）证·症

虚证：经色淡质稀、心悸气短、腰膝酸软、舌质淡、脉微弱。

症：经多或血崩。

（2）证·症·药

虚证：白术、黄芪、山茱萸。

经多血崩：海螵蛸、茜草、棕炭、五倍子、煅龙骨、煅牡蛎、白芍。

（3）气味：本方以甘味为主，甘苦酸并用，性偏温。

（4）功效：益气健脾、固冲止血。

第九节　动证方

1. 朱砂安神丸

【歌注】

朱砂安神黄，

甘草生地当。

朱砂 15g	黄连 20g	炙甘草 20g
甘寒	苦寒	甘温
生地黄 10g	当归 10g	
甘微苦寒	甘辛温	

朱砂另研。余四味为末，炼蜜为丸，朱砂为衣，每服 2g。

【主治症状】

失眠多梦,惊悸怔忡,心烦神乱,舌质红,脉细数。

【分解辨证】

(1)证·症

动证:失眠多梦、惊悸怔忡、心烦神乱。

热证:舌红、脉数。

(2)证·症·药

动证:黄连、朱砂、甘草、当归。

热证:生地黄、黄连。

(3)气味:本方以甘味为主,甘苦并用,性寒。

(4)功效:重镇安神、清心泻火。

2.磁朱丸

【歌注】

磁 朱 丸 神 曲

重 镇 安 神 需

神曲 120g	磁石 60g	朱砂 30g
辛甘温	咸寒	甘寒

蜜制小丸,每服2～3g。

【主治症状】

心悸失眠、耳鸣耳聋、视物昏花。

【分解辨证】

(1)证·症

虚证:耳鸣耳聋、视物昏花。

动证:心悸失眠。

(2)证·症·药

虚证:神曲。

动证:磁石、朱砂。

（3）气味：本方辛甘咸，性偏温（神曲性温，量大）。

（4）功效：重镇安神。

3．柏子养心丸

【歌注】

柏子养心枸麦门，

当石玄地甘茯神。

柏子仁 12g	枸杞子 9g	麦冬 5g
甘平	甘平	甘微苦微寒
当归 5g	石菖蒲 5g	茯神 5g
甘辛温	辛温	甘淡平
玄参 6g	熟地黄 6g	甘草 5g
甘苦咸微寒	甘微温	甘平

上药共为细末，炼蜜为丸，每服 9g，日服 2～3 次。

【主治症状】

精神恍惚、惊悸怔忡、夜寐多梦、健忘盗汗、舌红少苔、脉细而数。

【分解辨证】

（1）证·症

虚证：盗汗、少苔、脉细、精神恍惚。

动证：精神恍惚、惊悸怔忡、多梦。

热证：舌红、脉数。

症：健忘。

（2）证·症·药

虚证：柏子仁、枸杞子、麦冬、当归、茯神、熟地黄、甘草。

动证：柏子仁、当归、茯神、甘草、玄参、石菖蒲。

热证：玄参、石菖蒲。

健忘：石菖蒲、麦冬。

（3）气味：本方以甘味为主，性偏温。

（4）功效：养心安神、滋阴补肾。

4．酸枣仁汤

【歌注】

酸枣仁汤茯，

甘草芎知母。

酸枣仁 30g	茯苓 6g	甘草 3g
酸甘平	甘淡平	甘平
川芎 6g	知母 6g	
辛温	苦甘寒	

水煎，温服。

【主治症状】

心悸、烦躁、不眠。

【分解辨证】

（1）证·症

惊证：心悸、烦躁、不眠。

症：烦躁。

（2）证·症·药

动证：酸枣仁、茯苓、甘草、川芎。

心悸：知母。

（3）气味：本方以甘酸味为主，性味平和。

（4）功效：养阴清热、安神宁心。

5．黄连阿胶汤

【歌注】

黄连阿胶汤，

黄芩芍鸡黄。

黄连 12g	黄芩 6g	白芍 6g
苦寒	苦寒	苦酸微寒

阿胶 9g	鸡子黄 2 枚
甘平	甘平

以水先煎前三味,去滓,入阿胶溶化,稍冷,再加鸡子黄,搅匀温服。

【主治症状】

心中烦、不得眠、出血倾向、面色苍白、精神萎靡、口燥咽干、手足心热、耳鸣头昏、小便短黄、口舌糜烂、舌质红、苔薄黄或花剥。

【分解辨证】

（1）证·症

出血证:出血倾向、面色苍白。

热证:舌质红、苔薄黄、小便黄、口舌糜烂、手足心热。

虚证:面色苍白、精神萎靡、耳鸣头晕。

惊证:心中烦、不得眠。

燥证:口燥咽干、小便短黄。

（2）证·症·药

出血证:黄连、黄芩、芍药、阿胶。

热证:黄连、黄芩、芍药。

虚证:阿胶、鸡子黄。

惊证:黄连、黄芩。

燥证:白芍、阿胶、鸡子黄。

（3）气味:本方甘苦酸并用,性寒。

（4）功效:清热安神、补血止血。

6. 止痉散(《方剂学》)

【歌注】

止痉全蜈蚣,

抗惊功效宏。

全蝎	蜈蚣
辛平	咸温

上药各等份,共为细末,每服 1～1.5g,温开水送服。或全蝎 10g,蜈蚣 3～6 条,水煎服。

【主治症状】

痉厥、四肢抽搐、疼痛。

【分解辨证】

(1)证·症

痉证:痉厥、四肢抽搐。

症:疼痛。

(2)证·症·药

痉证:全蝎、蜈蚣。

疼痛:全蝎。

(3)气味:本方辛咸并用,性温。

(4)功效:息风止痉。

7. 建瓴汤

【歌注】

建瓴山药代赭怀,

生龙牡地白芍柏。

生山药 30g	代赭石 24g	怀牛膝 30g
甘平	苦甘寒	苦酸平
生龙骨 18g	生牡蛎 18g	生地黄 18g
咸寒	咸涩微寒	甘微苦寒
白芍 12g	柏子仁 12g	
苦酸微寒	甘平	

磨取铁锈水,以之煎药。

【主治症状】

高血压(肝阳上亢)、心悸健忘、烦躁不宁、失眠多梦。

【分解辨证】

(1) 证·症

动证：心悸、烦躁不宁、失眠多梦。

症：高血压、健忘。

(2) 证·症·药

动证：龙骨、牡蛎、白芍、柏子仁、代赭石。

高血压：牛膝、白芍；健忘：柏子仁。

(3) 气味：本方甘咸酸苦并用,性寒。

(4) 功效：镇肝息风、滋阴安神。

8．玉真散

【歌注】

玉 真 散 内 芷 南 星,

白 附 天 麻 羌 防 风。

天南星 6g	白芷 6g	白附子 6g
苦辛温	辛温	辛苦大温
天麻 6g	羌活 6g	防风 6g
甘平	辛苦温	辛甘微温

上药共为细末,外用适量,敷患处。或水煎服。

【主治症状】

伤风,牙关紧闭,口撮唇紧,身体强直,角弓反张,甚则咬牙缩舌,身痛,关节疼。

【分解辨证】

(1) 证·症

痉证：牙关紧闭,身体强直,角弓反张等。

症：身、关节疼痛。

（2）证·症·药

痉证：天南星、白附子、天麻、羌活、防风。

疼痛：白芷、天麻、羌活、防风。

（3）气味：本方以辛味为主，性温。

（4）功效：祛风定搐。

9. 牵正散

【歌注】

牵正白附子，

全蝎僵蚕施。

白附子 6g	白僵蚕 6g	全蝎 3g
辛苦大温	咸辛平	辛咸平

上药共为细末，每服 3g，日 2～3 次。

【主治症状】

口眼㖞斜，失眠，烦躁，头、面疼痛。

【分解辨证】

（1）证·症

局部痉证：口眼㖞斜。

症：头面痛，失眠，烦躁。

（2）证·症·药

局部痉证：白附子、僵蚕、全蝎。

头、面痛：白附子；烦躁：僵蚕。

（3）气味：本方以辛咸味为主，性偏温。

（4）功效：息风化痰止痉。

10. 定痫丸

【歌注】

定痫二茯贝天麻，

丹麦陈远蒲姜夏。

胆星全蝎蚕琥珀，

竹沥姜汁草朱砂。

茯苓 30g	茯神 30g	川贝母 30g
甘淡平	甘淡平	苦甘寒
天麻 30g	丹参 60g	麦冬 60g
甘平	苦微寒	甘微苦微寒
陈皮 21g	远志 21g	石菖蒲 15g
辛苦温	辛苦温	辛温
姜汁 1 杯	姜半夏 30g	胆南星 21g
辛温	辛温	苦辛温
全蝎 15g	僵蚕 15g	琥珀 15g
辛咸平	咸辛平	甘平
竹沥 1 小碗	甘草 120g	朱砂 9g
甘寒	甘平	甘寒

上药煮膏，和药为丸，每服 9g，日服 2～3 次。

【主治症状】

喉中痰鸣，忽然发作，眩仆倒地，目睛上视，口吐白沫，呼喊作声，甚或手足抽搐，苔白腻，脉弦滑。

【分解辨证】

（1）证·症

湿证：喉中痰鸣、苔白腻、脉滑。

动证：忽然发作、倒地、目睛上视、口吐白沫、呼喊作声、抽搐、脉弦。

（2）证·症·药

湿证：姜汁、茯苓、陈皮、姜半夏、胆南星、竹沥、川贝母。

动证：茯神、天麻、丹参、麦冬、远志、石菖蒲、胆南星、全蝎、僵蚕、琥珀、甘草、朱砂。

（3）气味：本方以甘辛苦味为主，性味相对平和。

（4）功效：涤痰息风。

11.羚角钩藤汤

【歌注】

羚 地 桑 菊 芍，

钩 茯 竹 贝 草。

羚羊角 5g	生地黄 15g	桑叶 6g
咸寒	甘微苦寒	甘苦寒
菊花 9g	白芍 9g	钩藤 9g
辛甘苦微寒	苦酸微寒	甘微寒
茯神 9g	竹茹 15g	川贝母 12g
甘淡平	甘淡微寒	苦甘寒
甘草 5g		
甘平		

水煎服。

【主治症状】

头晕目眩、耳鸣心悸、胸胁胀痛、烦闷躁扰，甚至手足瘛疭，狂乱痉厥、舌焦起刺、舌红绛、脉弦而劲。

【分解辨证】

（1）证·症

虚证：头晕目眩、耳鸣心悸。

动证：烦闷躁扰、手足瘛疭，狂乱痉厥、耳鸣心悸。

热证：舌红绛、起刺、脉劲。

燥证：舌焦起刺。

症：脉弦。

（2）证·症·药

虚证：生地黄、甘草、白芍、竹茹。

动证：羚羊角、白芍、甘草、茯神、钩藤。

热证：羚羊角、白芍、桑叶、菊花。

燥证：生地黄、甘草、白芍、竹茹。

脉弦：羚羊角、桑叶、菊花、钩藤。

（3）气味：本方以甘味为主，甘苦酸咸并用，性寒。

（4）功效：凉肝息风、增液舒筋、清化痰热。

12. 镇肝熄风汤

【歌注】

镇肝麦茵龙牡芍，

怀赭龟玄天楝草。

怀牛膝 30g	生赭石 30g	生龙骨 15g
苦酸平	苦寒	甘涩平
生牡蛎 15g	龟甲 15g	白芍 15g
咸涩微寒	咸甘微寒	苦酸微寒
玄参 15g	天冬 15g	川楝子 10g
甘苦咸微寒	甘寒	苦寒
麦芽 10g	茵陈 10g	甘草 30g
甘平	苦辛微寒	甘平

水煎温服。

【主治症状】

烦躁、面色如醉、脑面部发热、嗳气。

【分解辨证】

（1）证·症

动证：烦躁。

症：面色如醉，脑面部发热，嗳气。

（2）证·症·药

动证：白芍、甘草、玄参、牡蛎、龙骨、龟甲。

面色如醉：牛膝、白芍；面脑部发热：白芍、牡蛎、茵陈；嗳气：白芍、甘草、生赭石、川楝子。

（3）气味：本方甘苦咸并用，性寒。

（4）功效：镇肝息风、滋阴潜阳。

第十节　静证方

1. 四逆加人参汤

【歌注】

四逆甘草附姜人，

休克心衰功效神。

炙甘草 9g	生附子 20g	干姜 6g
甘温	辛甘热	辛热

人参 6g
甘微苦温

水煎，温服。

【主治症状】

四肢厥冷，恶寒蜷卧，衰竭欲寐，面色苍白，或兼腹痛，呕吐，下利，不渴，脉微细。

【主治症状分解辨治】

（1）证·症

静证：蜷卧，衰竭欲寐，脉微。

虚证：面色苍白，脉细。

内寒重证：恶寒，面色苍白，四肢厥冷。

症：下利，呕吐，腹痛。

（2）证·症·药

静证：人参、干姜。

虚证：人参、甘草。

内寒重证：附子、干姜。

下利：附子、干姜；呕吐：干姜；腹痛：附子、干姜、甘草。

（3）气味：本方以辛味为主，辛甘并用，性热。

（4）功效：回阳救逆，对应内寒重证。

2. 大陷胸汤

【歌注】

大陷大黄芒硝甘，

热炊胸满痛拒按。

大黄 18g	芒硝 15g	甘遂 3g
苦寒	咸寒	苦寒

上三味，以水六杯，先煮大黄，取二杯，去滓，放入芒硝，煮一二沸，放甘遂末温服一杯。下利后止服。

【主治症状】

发热，胸部胀满，叩诊呈浊音，舌苔白腻，或黄腻。

【分解辨证】

（1）证·症

湿证：胸部胀满，叩诊呈浊音，苔白腻。

症：发热。

（2）证·症·药

湿证：大黄、芒硝、甘遂。

发热：大黄。

（3）气味：本方苦咸并用,性寒。

（4）功效：泻热逐水。

3.小半夏加茯苓汤

【歌注】

小半夏生苓,

呕吐兼湿证。

半夏 15g	生姜 24g	茯苓 9g
辛温	辛温	甘淡辛

水煎,温服。

【主治症状】

先口渴饮后呕吐,心下痞。

【分解辨证】

（1）证·症

湿证：口渴饮后呕吐,为水停胃中。

症：心下痞。

（2）证·症·药

湿证：茯苓、半夏。

呕吐：生姜、半夏;心下痞：生姜、半夏。

（3）气味：本方以辛味为主,辛甘并用,性温。

（4）功效：行水利湿,降逆止呕。

4.小续命汤

【歌注】

小续命桂麻杏风,

白人姜黄己附芎。

桂枝 9g	杏仁 12g	防风 6g
辛甘温	苦微温	辛甘微温

白芍 10g	人参 5g	黄芩 10g
苦酸微寒	甘微苦温	苦寒
防己 10g	附子 6g	川芎 9g
苦辛寒	辛甘热	辛温
麻黄 6g		
辛温		

加生姜3片, 大枣2枚, 水煎服。

【主治症状】

（1）真中风。突然不省人事, 神气昏愦, 筋脉拘急, 口眼㖞斜, 语言謇涩, 或有头痛项强, 身热骨节痛, 恶寒无汗。

（2）发热无汗, 骨节肢体疼痛, 肌肉拘急, 苔白滑, 脉缓。

【分解辨证】

（1）证·症

静证: 不省人事。

表寒证: 身热, 恶寒, 无汗。

湿证: 肌肉拘急, 苔白滑。

血瘀证: 口眼㖞斜, 语言謇涩。

症: 骨节肢体疼痛。

（2）证·症·药

静证: 麻黄、人参。

表寒证: 桂枝、麻黄、防风。

湿证: 桂枝、防己、黄芩。

血瘀证: 川芎、桂枝。

疼痛: 川芎、桂枝、白芍、防风、附子、杏仁。

（3）气味: 本方以辛味为主, 辛苦甘并用, 性温。

（4）功效: 祛风解表, 散寒扶正。

在对以下方剂的分析中,大多数的方是有证的,但笔者本意是在辨证的基础上,突出对主要症状的治疗,故将下述方剂列为症方对应相应内容。

1. 大黄甘草汤

【歌注】

大 黄 甘 草 汤,

呕 吐 便 秘 尝。

大黄 12g	甘草 3g
苦寒	甘平

水煎,温服。

【主治症状】

大便难、发热、呕吐

【分解辨证】

(1)证·症

症:便难,发热,呕吐。

(2)证·症·药

便秘:大黄;呕吐:甘草;发热:大黄。

(3)气味:本方苦甘并用,性寒。

(4)功效:泻热通便。

2. 保和丸

【歌注】

保 和 山 楂 茯,

半 神 陈 翘 菔。

山楂 18g	茯苓 9g	半夏 9g
酸甘微温	甘淡平	辛温

神曲 6g	陈皮 6g	连翘 6g
甘辛温	辛苦温	苦辛微寒

莱菔子 6g		
甘辛平		

【主治症状】

脘腹痞满胀痛、嗳腐吞酸、恶食呕吐、泄泻、舌苔厚腻、脉滑。

【分解辨证】

（1）证·症

症：嗳腐吐酸、呕吐。

局部湿证：脘腹痞满胀痛、泄泻、舌苔白腻、脉滑。

（2）证·症·药

局部湿证：茯苓、莱菔子、陈皮、半夏、山楂、神曲。

嗳腐吐酸：连翘；呕吐：连翘、半夏。

（3）气味：本方辛甘苦酸并用，性温。

（4）功效：消食和胃。

3. 左金丸

【歌注】

左金丸丹溪，

黄六吴为一。

黄连 9g	吴茱萸 1.5g
苦寒	辛苦热

上为细末，炼蜜为丸，每丸 6g。

【主治症状】

胁肋疼痛、嘈杂吞酸、呕吐口苦、舌红苔黄、脉弦数。

【分解辨证】

（1）证·症

症：嘈杂、胁痛、呕吐。

局部热证：舌红苔黄、脉弦数。

（2）证·症·药

嘈杂：吴茱萸；胁痛：吴茱萸；呕吐：吴茱萸。

局部热证：黄连。

（3）气味：本方味苦，性寒。

（4）功效：清泻肝火、降逆止呕。

4. 枳实消痞丸

【歌注】

枳实消痞姜麦甘，

茯术厚枳半人连。

生姜 3g	麦芽曲 6g	炙甘草 6g
辛温	甘平	甘温
茯苓 6g	白术 6g	半夏曲 9g
甘淡平	甘苦温	辛温
人参 9g	厚朴 12g	枳实 15g
甘微苦温	苦辛温	苦辛酸微寒
黄连 6g		
苦寒		

作汤剂，水煎服。

【主治症状】

心下痞满、不欲饮食、倦怠乏力、下利不止、舌淡胖、苔薄黄而湿。

【分解辨证】

（1）证·症

症：心下痞满、不欲饮食、下利。

湿证：痞满、舌胖、苔湿、下利。

虚证：舌淡、倦怠乏力。

局热证：苔薄黄。

（2）证·症·药

心下痞满：半夏、厚朴、枳实；不欲饮食：麦芽、生姜；下利：黄连。

湿证：白术、茯苓。

虚证：人参、白术、炙甘草。

局热证：黄连。

（3）气味：以甘味为主，甘辛苦并用，性温。

（4）功效：行气消痞、健脾和胃。

5. 丁香柿蒂汤

【歌注】

丁 香 柿 蒂 汤，

人 参 与 生 姜。

丁香 6g	柿蒂 6g	人参 3g
辛温	苦涩平	甘微苦温

生姜 6g		
辛温		

水煎服。

【主治症状】

形冷畏寒、疲劳乏力、呃逆不已、胸脘痞闷、舌淡苔白、脉细迟。

【分解辨证】

（1）证·症

症：胸脘痞闷、呃逆。

虚证：疲劳乏力、舌淡、脉细。

内寒轻证：形冷畏寒、苔白。

（2）证·症·药

胸脘痞闷：生姜；呃逆：生姜、丁香、柿蒂。

虚证：人参。

内寒轻证：以方中之温性药以治。

（3）气味：本方以辛味为主，辛甘苦并用，性温。

（4）功效：温中益气、降逆止呃。

6. 四磨汤

【歌注】

四磨汤参人，

沉香天台槟。

人参 6g	沉香 6g	天台乌药 6g
甘微苦温	辛苦温	辛温

槟榔 9g
辛苦温

水煎服。

【主治症状】

胸膈胀闷、上气喘息、心下痞满、不思饮食。

【分解辨证】

（1）证·症

症：胸膈胀闷、心下痞满、喘息、不思饮食。

（2）证·症·药

胸膈胀闷、心下痞满：乌药、槟榔；喘息：沉香；不思饮食：乌药、槟榔。

（3）气味：本方以辛味为主，辛甘并用，性温。

（4）功效：行气补气。

7. 赤石脂禹余粮汤

【歌注】

赤石禹余粮，

久泻用之良。

赤石脂（碎）48g	禹余粮（碎）48g
甘酸温	甘涩平

水煎,温服。

【主治症状】

急、慢性腹泻,久泻无热者。

【分解辨证】

（1）证·症

症:久泻。

（2）证·症·药

久泻:赤石脂、禹余粮

（3）气味:本方甘酸涩,性温。

（4）涩肠止泻。

8.小半夏汤

【歌注】

小半夏生姜,

寒呕是主方。

半夏 15g	生姜 24g
辛温	辛温

水煎,温服。

【主治症状】

呕吐、不渴、不欲食、苔白润。

【分解辨证】

（1）证·症

症:呕吐、不欲食。

局部湿证:不渴、苔白润。

（2）证·症·药

呕吐：半夏、生姜；不欲食：生姜。

局部湿证：半夏。

（3）气味：本方味辛，性温。

（4）功效：和胃止呕、散饮降逆。

9.温胆汤

【歌注】

温胆竹枳甘，

橘皮茯苓半。

竹茹 6g	枳实 6g	炙甘草 3g
甘微寒	苦辛酸微寒	甘温
橘皮 9g	茯苓 6g	半夏 6g
辛苦温	甘淡平	辛温

加姜5片，枣2枚，水煎服。

【主治症状】

恶心呕吐、易惊心慌、失眠多梦、舌苔白腻而润、脉滑。

【分解辨证】

（1）证·症

症：恶心呕吐。

湿证：苔白腻润、脉滑。

惊证：易惊心慌、失眠多梦。

（2）证·症·药

恶心呕吐：姜。

湿证：竹茹、茯苓、半夏、橘皮、枳实。

惊证：炙甘草、大枣。

（3）气味：本方以甘辛味为主，性偏温。

（4）功效：降逆止呕化痰，清胆和胃。

10. 橘皮竹茹汤

【歌注】

橘皮竹枣人草姜，

重用橘皮希恕方。

橘皮 96g	竹茹 15g	大枣 10 枚
辛苦温	甘微寒	甘温
人参 3g	甘草 15g	生姜 24g
甘微苦温	甘平	辛温

水煎，温服。

笔者注：将此汤中之橘皮用至 96g，为当代经方大师胡希恕之用量。

【主治症状】

久病体弱，或吐下后，气逆所致的呃逆或呕吐，呃声低频而不连续，少气，口干但饮水不多，胃纳欠佳，苔薄黄或少苔，脉虚数或弦细而数。

【分解辨证】

（1）证·症

症：呃逆（或呕吐）、苔薄黄、胃纳欠佳。

虚证：久病体弱、少气、少苔、脉虚细。

（2）证·证·药

呃逆：陈皮、竹茹、干姜、甘草；苔薄黄：竹茹；胃纳欠佳：陈皮。

虚证：人参、大枣、甘草。

（3）气味：本方以辛甘味并用，以辛味为主，性温。

（4）功效：降逆止呕，益气和胃。

11. 栀子大黄汤

【歌注】

栀子大黄汤，

豆豉枳实尝。

栀子 9g	大黄 6g	淡豆豉 18g
苦寒	苦寒	辛甘微苦寒
炙枳实 9g		
苦辛酸微寒		

水煎温服,覆令微似汗。

【主治症状】

胸中窒塞而烦闷,腹胀满,大便难。

【分解辨证】

(1)证·症

症:烦闷,胸中窒塞、腹胀满、大便难。

(2)症·证·药

烦闷:栀子、淡豆豉;胸中窒塞、腹胀满、大便难:大黄、枳实。

(3)气味:本方味苦,性寒。

(4)功效:泻下、除烦、清热。

12.复方大承气汤

【歌注】

复 大 厚 莱 枳,

大 黄 芒 桃 赤。

厚朴 15g	炒莱菔子 15g	枳壳 15g
苦辛温	辛甘平	苦辛酸微寒
大黄 15g	芒硝(冲)15g	赤芍 15g
苦寒	咸寒	苦微寒
桃仁 10g		
苦辛平		

水煎服。

【主治症状】

腹痛、呕吐、腹胀、便秘。

【分解辨证】

（1）证·症

症：腹痛、呕吐、腹胀、便秘。

（2）证·症·药

腹痛：赤芍；腹胀、便秘：厚朴、莱菔子、枳壳、大黄、芒硝、桃仁；呕吐：方中未用止吐药，而以下通法止吐。

（3）气味：本方以苦味为主，苦咸辛并用，性寒。

（4）功效：通里攻下，行气活血。

13. 导痰汤

【歌注】

导痰橘红星天南，

枳实赤茯甘草半。

橘红 6g	制天南星 6g	枳实 6g
辛苦温	苦辛温	苦辛酸微寒
赤茯苓 6g	炙甘草 3g	半夏 12g
甘淡平	甘温	辛温

生姜 10 片，水煎，温服。

【主治症状】

一切痰厥、头目眩晕，或痰涎壅盛、胸膈痞满、胁肋胀满、头痛吐逆、喘急痰嗽、涕唾黏稠等。

【分解辨证】

（1）证·症

症：头痛、痰厥、喘急痰嗽。

湿证：痰涎壅盛、胸膈痞满、胁肋胀满、吐逆、涕唾稠黏。

（2）证·症·药

头痛：炙甘草；喘急痰嗽：炙甘草、半夏、制天南星、橘红；痰厥：制天南星、甘草。

湿证：赤茯苓、橘红、半夏、枳实、制天南星。

（3）气味：本方辛甘苦并用，性温。

（4）功效：燥湿祛痰、行气开郁。

14. 三子养亲汤

【歌注】

三子养亲汤，

白芍莱喘尝。

白芥子 5g	苏子 10g	莱菔子 10g
辛温	辛温	辛甘平

水煎服。

【主治症状】

喘逆、食少难消、痰多胸痞、舌苔白腻、脉滑。

【分解辨证】

（1）证·症

症：咳嗽、喘逆、食少难消。

湿证：痰多胸痞、舌苔白腻、脉滑。

（2）证·症·药

咳嗽、喘逆：苏子；食少难消：莱菔子。

湿证：苏子、白芥子、莱菔子。

（3）气味：本方味辛，性温。

（4）功效：行气降逆、化痰消食。

15. 苓甘五味姜辛夏杏汤

【歌注】

苓甘五姜辛夏杏，

咳喘痰稀呕吐用。

茯苓 12g	甘草 9g	五味子 15g
甘淡平	甘平	酸甘温
干姜 9g	细辛 9g	半夏 15g
辛热	辛温	辛温
杏仁 15g		
苦微温		

水煎，温服。

【主治症状】

咳而胸满、吐稀白痰、呕逆、颜面、四肢浮肿。

【分解辨证】

（1）证·症

症：咳、呕逆。

湿证：吐稀白痰、浮肿、胸满。

（2）证·症·药

咳：甘草、半夏、杏仁、五味子；呕逆：半夏、干姜。

湿证：茯苓、细辛。

（3）气味：本方以甘辛味为主，甘辛苦酸并用，性温。

（4）功效：温肺化饮、止咳止呕。

16. 清气化痰丸

【歌注】

清气化痰陈杏枳，

芩瓜茯胆半夏制。

陈皮 6g	杏仁 6g	枳实 6g
辛苦温	苦微温	苦辛酸微寒
黄芩 6g	瓜蒌仁 6g	胆南星 9g
苦寒	甘寒	苦辛寒
制半夏 9g	茯苓 9g	
辛温	甘淡平	

水煎服。

【主治症状】

咳嗽痰黄、胸膈痞满、小便短赤、舌质红、苔黄腻、脉滑数。

【分解辨证】

（1）证·症

症：咳嗽、咳痰。

湿证：胸膈痞满、苔腻、脉滑。

热证：痰黄、小便短赤、舌质红、苔黄、脉数。

（2）证·症·药

咳嗽：杏仁；咳痰：用治湿证之药。

湿证：枳实陈皮、杏仁、胆南星、瓜蒌仁、半夏、茯苓。

热证：黄芩。

（3）气味：本方辛苦甘并用，性偏凉。

（4）功效：清热化痰、理气止咳。

17. 止嗽散

【歌注】

止嗽桔荆前，

紫菀百皮甘。

桔梗 9g	荆芥 9g	白前 9g
苦辛平	辛微温	辛甘微温

百部 9g	紫菀 9g	陈皮 6g
苦温	苦辛微温	辛苦温

炙甘草 3g		
甘平		

水煎服。初感风寒,生姜汤调服。

【主治症状】

咳嗽咽痒、吐痰不爽,或有恶风发热、舌苔薄白、脉浮缓。

【分解辨证】

（1）证·症

症:咳嗽、咽痒、咳痰不爽。

表寒证:初感风寒、恶风发热、苔薄白、脉浮缓。

（2）证·症·药

咳嗽:炙甘草、桔梗、紫菀、百部;咽痒:炙甘草、荆芥、生姜;痰不爽:陈皮、桔梗、白前、百部、紫菀。

表寒证:荆芥、生姜。

（3）气味:本方以辛味为主,辛苦甘并用,性温。

（4）功效:止咳化痰、疏风解表。

18. 定喘汤

【歌注】

定 喘 白 果 半 麻 黄

苏 子 款 杏 甘 芩 桑

炒白果 9g	半夏 9g	麻黄 9g
甘苦涩平	辛温	辛温
甘草 9g	紫苏子 9g	款冬花 9g
甘平	辛温	辛温

杏仁 9g	桑白皮 6g	黄芩 6g
苦微温	甘寒	苦寒

水煎服。

【主治症状】

哮喘、咳嗽痰多气急、痰稠色黄、微恶风寒、舌苔黄腻、脉滑数。

【分解辨证】

（1）证·症

症：哮喘、咳嗽、痰多（此处虽痰多，痰热而稠，且黄，而不是清多，故不为湿证，笔者倾向于热证，且归症）。

热证：舌苔黄腻、痰稠色黄、微恶风寒（热不重）。

（2）证·症·药

哮喘：麻黄、白果、紫苏子、款冬花、杏仁；咳嗽：桑白皮、甘草、杏仁、半夏；痰多：半夏、杏仁。

热证：黄芩。

（3）气味：本方以辛味为主，性温。

（4）功效：宣肺降气、化痰清热。

19. 苓甘五味加姜辛半杏大黄汤

【歌注】

茯 苓 甘 草 五 味 姜，

细 辛 杏 仁 大 黄 尝。

茯苓 12g	甘草 9g	五味子 15g
甘淡平	甘平	酸甘温
干姜 9g	细辛 9g	半夏 15g
辛热	辛温	辛温
杏仁 15g	大黄 6g	
苦微温	苦寒	

水煎,温服。

【主治症状】

慢性咳喘而兼见大便难。

【分解辨证】

（1）证·症

症:咳嗽、喘息、大便难。

（2）证·症·药

咳嗽:茯苓、甘草、五味子、半夏、杏仁;喘:五味子、杏仁、细辛、干姜;大便难:杏仁、大黄。

（3）气味:本方辛甘苦酸并用,性温。

（4）功效:温肺化饮止咳。

20. 金锁固精丸

【歌注】

金锁固精沙蒺藜

芡实莲须龙牡蛎

沙苑蒺藜 12g	芡实 12g	莲须 12g
辛苦微温	甘涩平	甘涩平
煅龙骨 10g	煅牡蛎 10g	
甘涩平	咸涩微寒	

莲子粉糊为丸,每服 6～9g,日 2～3 次。

【主治症状】

遗精滑泄、神疲乏力、腰痛耳鸣、舌淡苔白、脉细弱。

【分解辨证】

（1）证·症

症:遗精。

虚证:神疲乏力、舌淡、耳鸣、脉细弱。

（2）证·症·药

遗精：芡实、煅龙骨、煅牡蛎。

虚证：沙苑蒺藜、芡实、莲须。

（3）气味：本方以甘涩咸味为主，性偏温。酸涩味有收敛作用，本方涩味明显，故有止遗精之作用。

（4）功效：补肾涩精。

21. 缩泉丸

【歌注】

缩 尿 乌 药 益，

小 数 小 儿 遗。

乌药9g	益智仁9g	山药
辛温	辛温	甘平

上药为末，丸剂，每服6～9g，每日2～3次。

【主治症状】

小便频数、小儿遗尿。

【分解辨证】

（1）证·症

症：小便频数、遗尿。

（2）证·症·药

小便频数、遗尿：山药、乌药、益智仁。

（3）气味：本方味辛，性温。

（4）功效：温肾、缩尿、止遗。

22. 还少丹

【歌注】

还 山 茯 熟 杜 牛 志，

肉 楮 小 巴 枸 石 子。

山药 20g	山茱萸 20g	茯苓 10g
甘平	甘酸微温	甘淡平
熟地黄 26g	杜仲 20g	牛膝 10g
甘微温	甘苦温	苦酸平
远志 10g	肉苁蓉 20g	楮实子 10g
苦辛温	甘咸温	甘寒
小茴香 10g	巴戟天 20g	石菖蒲 10g
辛温	辛甘微温	辛温
五味子 10g	枸杞子 20g	
酸甘温	甘平	

水煎服。

【主治症状】

纳差、身体瘦弱、神衰乏力、腰膝酸软,或遗精白浊、阳痿早泄。

【分解辨证】

（1）证·症

症：阳痿、早泄、遗精。

虚证：纳差、身体瘦弱、神疲乏力、腰膝酸软。

（2）证·症·药

阳痿、早泄、遗精：肉苁蓉、巴戟天、山茱萸、五味子。

虚证：山药、山茱萸、熟地黄、杜仲、肉苁蓉、五味子、楮实子、巴戟天、枸杞子。

（3）气味：本方以甘味为主,甘苦辛并用,性温。

（4）功效：补肾补阳。

23. 川芎茶调散

【歌注】

川芎茶调荆芥羌,

白芷甘细防薄尝。

川芎 12g	荆芥 12g	羌活 6g
辛温	辛微温	辛苦温
白芷 6g	炙甘草 6g	细辛 3g
辛温	甘温	辛温
防风 6g	薄荷 12g	
辛甘微温	辛凉	

散剂,饭后清茶冲服,每服 3～6g,日 2 次。

【主治症状】

头痛、恶寒发热、鼻寒、苔薄白、脉浮。

【分解辨证】

(1)证·症

症:头痛、鼻寒。

表寒证:恶寒发热、脉浮。

(2)证·症·药

头痛:川芎、荆芥、羌活、白芷;鼻寒:荆芥、羌活、白芷、防风、细辛、甘草、薄荷。

表寒证:荆芥、羌活、白芷、防风、细辛。

(3)气味:本方以辛味为主,性温。

(4)功效:疏风止痛。

24.葛根汤

【歌注】

葛根汤本桂枝汤,

加入葛根增麻黄。

葛根 12g	麻黄 9g	桂枝 6g
甘辛凉	辛温	辛甘温

生姜 9g	白芍 9g	炙甘草 6g
辛温	苦酸微寒	甘温

大枣（擘）4 枚		
甘温		

先煮麻、葛，去上沫，内诸药再煎。

【主治症状】

项背强几几、无汗、恶风、喘息。

【分解辨证】

（1）证·症

症：项背强几几，喘息。

表寒证：无汗、恶风。

（2）证·症·药

项背强几几：葛根、白芍、桂枝、甘草；喘息：麻黄。

表寒证：麻黄、桂枝、生姜。

（3）气味：本方以辛甘味为主，性温。

（4）功效：辛温解表，解痉解热。

25. 瓜蒌薤白白酒汤

【歌注】

瓜 蒌 薤 白 酒，

血 瘀 冠 心 优。

瓜蒌 24g	薤白 12g	白酒 7升（或适量）
甘寒	辛苦温	辛温

用适量黄酒加水煎服。

【主治症状】

胸痹，胸部满痛，甚至痛彻胸背、气短、舌紫黯、脉涩或紧。

【分解辨证】

（1）证·症

症：胸痛。

血瘀证：胸痛、舌紫黯、脉涩。

（2）证·症·药

胸痛：薤白。

血瘀证：瓜蒌、薤白、白酒。

（3）气味：本方辛甘并用，偏温。

（4）功效：通阳散结，行气祛痰。

26. 安肾汤

【歌注】

安肾鹿茸葫补附，

韭子大茴术茯菟。

鹿茸 9g	葫芦巴 9g	补骨脂 9g
甘咸温	辛苦大温	辛苦大温
韭子 3g	大茴香 6g	制附子 6g
辛温	辛温	辛甘热
茅术 6g	茯苓 9g	菟丝子 9g
甘苦温	甘淡平	辛甘平

水煎温服。

【主治症状】

气短、阳痿遗精、自汗、面色萎黄或㿠白、精神疲倦嗜卧、大便溏泻、形寒畏冷、手足不温、舌淡胖、脉虚。

【分解辨证】

（1）证·症

症：阳痿遗精，泄泻。

虚证：面色萎黄、神疲、自汗、脉虚、气短。

内寒轻证：自汗、形冷畏寒、面㿠白、手足不温。

静证：嗜卧。

湿证：舌胖、大便溏泻、面黄。

（2）证·症·药

阳痿遗精：鹿茸、葫芦巴、补骨脂、韭子、菟丝子；泄泻：补骨脂、制附子。

虚证：鹿茸、茅术。

内寒轻证：用以方中之温热性药。

静证：鹿茸、韭子、菟丝子、制附子。

湿证：茅术、茯苓。

（3）气味：本方以辛甘味为主，性温热。

（4）功效：温补肾阳。

27.大秦艽汤

【歌注】

大 秦 艽 独 白 细 防，

石 甘 芩 茯 地 川 当。

秦艽 9g	独活 6g	羌活 6g
苦辛微寒	辛苦温	辛苦温
白芷 3g	白芍 6g	白术 3g
辛温	苦酸微寒	甘苦温
细辛 3g	防风 3g	石膏 6g
辛温	辛甘微温	辛甘大寒
甘草 6g	黄芩 3g	茯苓 3g
甘平	苦寒	甘淡平

生地黄 3g	熟地黄 3g	川芎 6g
甘微苦寒	甘微温	辛温

当归 6g		
甘辛温		

上为粗末,每服 30g,水煎温服。

【主治症状】

恶寒、发热、关节周身疼痛、口眼㖞斜、手足不能运动。

【分解辨证】

(1)证·症

症:关节周身疼痛、口眼㖞斜。

寒证:恶寒。

热证:发热。

(2)证·症·药

关节周身疼痛:秦艽、羌活、独活、白芷、白芍、细辛、防风、甘草、川芎、当归、生地黄;口眼㖞斜:川芎、当归、羌活、独活。

寒证:用以方中温性药。

热证:石膏、秦艽、黄芩、防风。

(3)气味:本方以辛甘味为主,性温。

(4)功效:祛风清热,养血活血。

28.小活络丹

【歌注】

小活络丹川草乌,

地龙天南没药乳。

制川乌 6g	制草乌 6g	地龙 6g
辛苦热	辛苦热	咸寒

制天南星 6g	没药 5g	乳香 5g
苦辛温	苦平	辛苦温

上为细末，面糊为丸，每服 5g，每日 2 次。

【主治症状】

肢体疼痛、麻木拘急、关节屈伸不利。

【分解辨证】

（1）证·症

症：关节屈伸不利。

血瘀证：肢体疼痛、麻木。

（2）证·症·药

关节屈伸不利：川乌、草乌、制天南星。

血瘀证：地龙、没药、乳香。

（3）气味：本方以辛味为主，辛苦并用，性热。

（4）功效：祛风除湿、化痰通络、活血止痛。

29. 乌头汤

【歌注】

乌头汤甘草，

麻黄黄芪芍。

川乌 50g	炙甘草 10g	白芍 10g
辛苦热	甘温	苦酸微寒
麻黄 10g	黄芪 10g	
辛温	甘微温	

水三杯，煮一杯，内蜜煎中，服半杯，不愈，尽服。

【主治症状】

关节剧痛、不可屈伸、畏寒喜暖、舌苔白。

【分解辨证】

（1）证·症

症：关节剧痛、不可屈伸。

寒症：畏寒喜暖、舌苔白。

（2）证·症·药

关节剧痛、不可屈伸：川乌、炙甘草、白芍、麻黄。

寒证：以方中热温性药以治。

（3）气味：本方以甘辛味为主，性温热。

（4）功效：温经祛湿、散寒止痛。

30. 羌活胜湿汤

【歌注】

羌活胜湿独川芎，

藁本防风甘蔓荆。

羌活 6g	独活 6g	川芎 6g
辛苦温	辛苦微温	辛温
防风 3g	炙甘草 3g	藁本 3g
辛甘微温	甘温	辛温
蔓荆子 3g		
辛苦微寒		

水煎温服。

【主治症状】

恶寒、发热，头身重痛，苔白脉浮。

【分解辨证】

（1）证·症

症：头身重痛。

寒证：恶寒发热，苔白脉浮。

（2）证·症·药

头身重痛：羌活、独活、川芎、防风、藁本、蔓荆子、炙甘草。

寒证：羌活、防风、藁本。

（3）气味：本方以辛味为主，性温。

（4）功效：祛风胜湿。

31. 独活寄生汤

【歌注】

独寄茯桂杜地辛，

防川人甘当芍秦。

独活 9g	桑寄生 6g	茯苓 6g
辛苦温	甘苦平	甘淡平
桂心 6g	熟地黄 6g	杜仲 6g
辛甘热	甘微温	甘温
防风 6g	川牛膝 6g	川芎 6g
辛甘微温	苦酸平	辛温
人参 6g	甘草 6g	当归 6g
甘微苦温	甘平	甘辛温
白芍 6g	秦艽 6g	细辛 6g
苦酸微寒	苦辛微寒	辛温

水煎服。

【主治症状】

腰膝冷痛，肢节屈伸不利、麻木不仁，畏寒喜暖，舌淡苔白、脉虚弱。

【分解辨证】

（1）证·症

症：腰膝痛。

内寒轻证：腰膝冷痛、畏寒喜暖、苔白。

虚证：舌淡、脉虚弱。

血瘀证：肢节麻木不仁。

（2）证·症·药

腰膝痛：独活、桑寄生、川芎、防风、白芍、杜仲、细辛、秦艽。

内寒轻证：独活、防风、杜仲、熟地黄。

虚证：人参、熟地黄、当归、甘草、杜仲、桑寄生。

血瘀证：牛膝、川芎、桂心、当归。

（3）气味：本方以辛甘味为主，辛甘苦酸并用，性温。

（4）功效：祛风湿、止痹痛、益肝肾、补气血。

32.当归补血汤

【歌注】

当 归 补 血 芪，

造 血 功 效 极。

黄芪 30g	当归 6g
甘微温	甘辛温

水煎温服。

【主治症状】

面色㿠白、唇爪无华、经少或经闭、舌淡白、脉细涩。

【分解辨证】

（1）证·症

血虚（贫血症）：面色㿠白、唇爪无华、经少或经闭、舌淡白、脉细涩。

（2）证·症·药

血虚：当归、黄芪。

（3）气味：本方以甘味为主，性温。

（4）功效：补气补血。

33. 当归建中汤

【歌注】

> 当归建中治虚证，
> 桂芍甘草枣生姜，
> 贫血腹痛此方应。

当归 12g	桂枝 9g	白芍 18g
甘辛温	辛甘温	苦酸微寒
生姜 9g	炙甘草 6g	大枣 4 枚
辛温	甘温	甘温

水煎，温服。若大虚，加饴糖。

【主治症状】

贫血、汗出、恶风、胃腹痛、羸瘦、脉弱。

【分解辨证】

（1）证·症

症：贫血、胃腹痛。

虚证：汗出、恶风、羸瘦、脉弱。

（2）证·症·药

贫血：当归、白芍；腹痛：生姜、白芍、饴糖、甘草。

虚证：甘草、大枣、饴糖。

（3）气味：本方以甘味为主，甘辛并用，性温。

（4）功效：温中补虚，和里缓急。

34. 四妙勇安汤

【歌注】

> 四妙金银甘当玄，
> 甘寒抗菌功效显。

金银花 90g	玄参 90g	甘草 15g
甘寒	甘苦咸寒	甘平

当归 30g
甘辛温

水煎服,连服 10 剂。

【主治症状】

患肢暗红微肿灼热,甚则溃烂腐臭,舌红、脉数。

【分解辨证】

(1)证·症

症:患肢溃烂。

热证:舌红、患肢甚则溃烂腐臭、灼热、脉数。

血瘀证:患肢暗红。

湿证:患肢微肿。

(2)证·症·药

患肢溃烂:金银花。

热证:金银花、玄参。

血瘀证:当归。

湿证:金银花。

(3)气味:本方以甘味为主,性寒。

(4)功效:清热解毒、活血止痛。

35. 乌梅丸

【歌注】

乌梅丸干黄细辛,

当柏附子蜀桂人。

乌梅 300 枚	干姜 90g	黄连 134g
酸涩平	辛热	苦寒

细辛 48g	当归 42g	黄柏 48g
辛温	甘辛温	苦寒
制附子 48g	蜀椒 48g	桂枝 48g
辛甘热	辛热	辛甘温
人参 48g		
甘微苦温		

以苦酒浸乌梅一夜，去核蒸熟捣成泥，余药为细末，炼蜜为丸，每服7～9g。禁生冷、油腻食物等。

【主治症状】

绕脐痛或右上腹痛，痛引肩背，痛剧则四肢厥冷，烦躁不安，呕吐或吐蛔，久痢不愈，舌苔黄或白而腻，脉微。

【分解辨证】

（1）证·症

症：吐蛔、腹剧痛、四肢厥冷、脉微、苔黄、久痢。

（2）证·症·药

吐蛔：乌梅、蜀椒；腹剧痛：干姜、细辛、附子、桂枝、蜀椒、当归；四肢厥冷：附子、干姜；脉微：附子、人参；苔黄：黄连、黄柏；久痢：黄连、黄柏、乌梅。

（3）气味：本方以辛味为主，辛苦甘酸并用，性温。

（4）功效：安蛔止痛。

36.四物汤

【歌注】

四物当归芎芍地，

贫血经痛经少闭。

当归 15g	川芎 15g	白芍 15g
甘辛温	辛温	苦酸微寒

熟地黄 15g
_____
甘温

水煎温服。

【主治症状】

肌热面赤、烦渴饮引、劳倦发热、痛经、经闭、月经过多、产后血虚发热、脉洪而虚、重按则微。

【分解辨证】

（1）证·症

症：发热、痛经、烦、渴、经闭、月经过多。

血虚证：产后血虚发热、劳倦内伤、月经过多、脉虚与微。

（2）证·症·药

发热：白芍、熟地黄；痛经：当归、川芎、白芍；烦：当归、川芎、白芍；渴：熟地黄、白芍；经闭：当归、川芎、白芍；月经过多：减少当归、川芎之用量，增加白芍、熟地黄之用量。

血虚证：当归、熟地黄、川芎、白芍。

（3）气味：本方以甘味为主，甘辛酸并用，性温。

（4）功效：补血和血。

37. 泰山磐石散

【歌注】

泰盘人术甘当地，
川白芩断砂糯芪。

人参 3g	白术 6g	炙甘草 2g
甘微苦温	甘苦温	甘温
当归 3g	熟地黄 3g	川芎 2g
甘辛温	甘微温	辛温

白芍 3g	黄芩 6g	川续断 3g
苦酸微寒	苦寒	苦温
砂仁 1.5g	糯米 6g	黄芪 6g
辛温	甘平	甘微温

【主治症状】

胎动不安、面色淡、倦怠乏力、不思饮食、舌质淡、苔薄白、脉滑无力或沉弱。

【分解辨证】

（1）证·症

症：胎动不安、不思饮食。

虚证：面色淡、舌淡、倦怠乏力、脉无力、沉弱。

（2）证·症·药

胎动不安：人参、黄芪、当归、熟地黄、白芍、川芎、黄芩；不思饮食：砂仁。

虚证：人参、炙甘草、白术、川续断、糯米、黄芪、熟地黄、当归。

（3）气味：本方以甘味为主，性温。

（4）功效：安胎保产。